收錄21張彩圖示範／
獨門藥詩咒・身心舒緩隨身小卡

高堯楷——著

養心

《養氣》進階版・
提升能量的修心三法

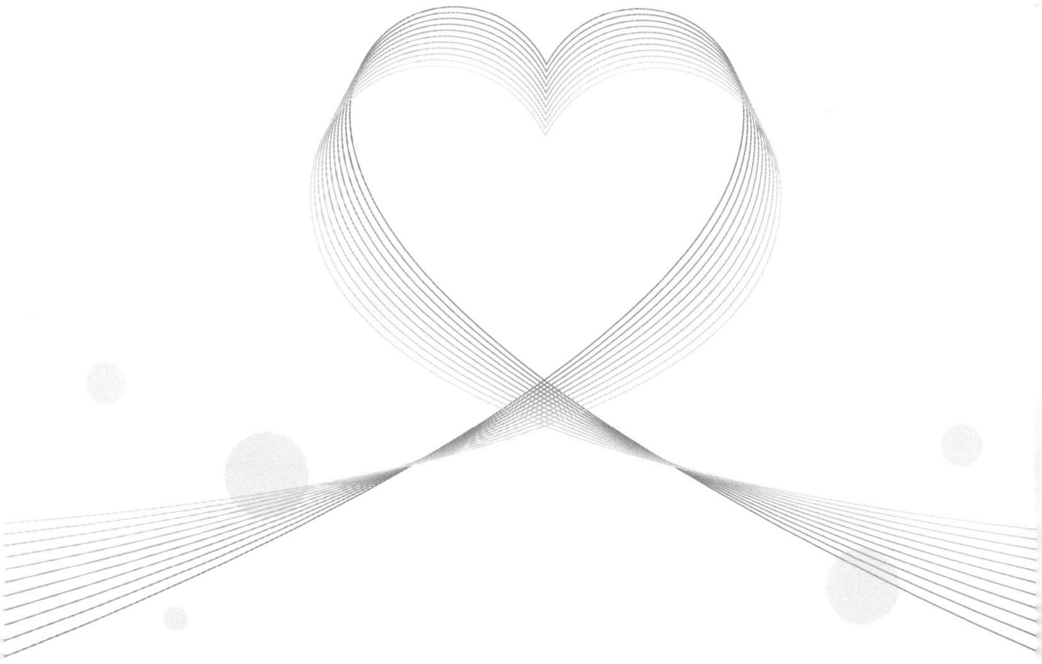

〈推薦序〉

學習在局外的角色看自身的事件

張鈞甯

認識高醫師是一個有趣的緣分。

在一次和長輩吃飯的過程中，聽聞有一位會用「氣」幫病人治病的醫生，極其玄妙。根據長輩的形容，我想像這位醫生應該德高望重，年紀或許知天命之年。沒想到當高醫師出現在我面前時，和我想像的完全不同，極其年輕，穩重中帶點稚氣，還有一種和善靦腆的笑容常掛嘴邊。更有趣的是，當他無意地對我說出「妳小的時候摔過脊椎吧？」，這個連我自己都忘記的事情，卻在他的眼下一覽無遺時，真的令我感到非常震驚。

接下來，我手中感受到一股熱流傳遞，我的整個身體就熱起來了。這是我第一次從初次見面的朋友身上，感受到這麼強烈的氣場，那麼的溫暖，那麼的柔和。

再後來，我發現朋友推薦的書《養氣》的作者竟然是高醫師——沒想到他還跨界成了最暢銷作家！《養氣》一書帶給大家照顧自己身體的許多新觀念與如何養氣的實體教學，讓我獲益良多。

若說，《養氣》照顧的是我們的身體，《養心》的問世，除了更進階的「養心三法」外，更讓我感受到高醫師的內心世界。

這本書中，高醫師分享「人生就是在演戲」的想法，提醒我們試著學習在局外的角色看自身的事件，就能從情緒中抽離。這種心中的透澈，被形容成「腦波開」，一旦開了，許多事都跟著順了。原來，高醫師除了上述的身分之外，還是一名最好的演員。

認識高醫師越久，看他做的許多事，我越來越明白，他除了是會用氣看病的醫師、最暢銷作家與最佳演員，透過各種手法，其實都只是希望我們能夠發現在身體中的愛，把身體的氣養好、明白自己此生來的原因，好好地珍惜緣分、開心地過這一生，明白生命的意義。而我很榮幸，能和高醫師有善緣，相信這個緣分，還會透過這篇文字繼續帶來更多的善緣……

（本文作者爲知名演員）

〈推薦序〉

養氣之前先養心，求神之前求諸己

楊斯棓

二〇二〇年以《養氣》一書風靡無數讀友的高堯楷醫師，相隔不到一年，第二部作品《養心》悄然誕生。

我的第一本著作《人生路引》，正是在高醫師兩部作品問世期間上市，高醫師非常支持我，若沒有這些好友打頭陣提升我的知名度，絕對沒辦法在五個月內創下十六刷紀錄。台灣一年出版品將近四萬種，能順利賣完首刷的書，不到一成，在下何其幸運。這一定不是我的立論有多高深，文采有多華美，而可能是我平常做對了一些事，而我只是寫下了這些事，讓讀者有了共鳴，有所依循。究竟是哪些事？《養心》一書細數不少你也做得到的事，有時簡單如折枝，只是衆人不爲。

在暢銷作家安納金舉辦的讀書會上，我向高醫師祝賀，在書市，他早晚壟斷「養」這個動詞。養德、養性、養顏、養浩然正氣、養萬千子民、養天下廣居。

曾有一位中醫師請我替他的作品寫推薦序，當時我邀他一聚，我問：如果有一天，健保不再將中醫納入給付範圍，你還有沒有自信懸壺？當時他的答案是Yes，我就放心了些。

高醫師也是一位縱使健保不再納入中醫，病人仍絡繹不絕的醫師。

中醫師的最佳定位，應該是要解決西醫師束手無策的問題，而診斷治療的過程中，不開立早已禁止的危藥、不造成病患傷害是最基本的原則（以鉛入藥的醫者是負面例子，這是犯了衆怒）。若然，中醫自有一條路。

年紀越輕的醫學生，越容易心高氣傲地認爲西醫師可醫盡天下之病。

年紀漸長的醫生，尤其家人抱恙多時者，越來越能體會世間有不少疾苦，非醫者能輕易解鈴。若遇事，有人怨天尤人，有人指天罵地，《養心》一書，則闡述了不少敬畏天地，與天地和平共處之理。

小時候聽聞家母好友患病，求醫，也求神，正是臺諺說的「也著神，也著人」，患者需要醫師給一個確診名稱，有時也需要法師給一個罹病原因。醫師診斷爲紅斑性狼瘡，高僧說是百年前被患者殺害的人今生回來討公道。若非患者至親，可以一派輕鬆地斥爲無稽，一旦發生在親朋好友身上，縱使不想相信醫學外的解釋，也足以讓我們心煩茫然。

家父第二次住院時，肺炎併發肺積水，加護病房待一週後，已有ICU Syndrome。每次探病時，言之鑿鑿地說「神明」跟「列祖列宗」來床邊跟他交代事情，當時我們家中大小權力都是家母一把抓，而「神明」跟「列祖列宗」口徑一致地告訴父親，要請家母把所有權力下放，她應安樂享福，不再過問診所營運。

家母起初半信半疑，家父雖然當時意識不甚清楚，每次提及相關話題，持論總一致。兩年後，家母才慢慢看開，不再涉事。

家母是個善良而固執的人。以前未有擇友之明，損友把吃剩且過期的巧克力禮盒，假稱珍品，指名送給我外甥女吃，我勃然大怒，厲聲拍桌，痛罵該人想讓我們家母女失和。家母當時還替該友緩頰，幸近年較能判別是非。

家母燒香燒金五十年，我童稚時，若問及信仰或神明，得到的往往不是答案，而是一些道理不通的解釋。因爲她對信仰了解不深，只有初一、十五或年節時準備供品，合掌閉眼，點頭搗蒜，喃喃自語，並未認眞思考過「生而爲人，死後何往」等問題。

近年我研究投資有成，得以在四十一歲「退休」。我沒有賺到金山銀山，只是意外來到一個「朋友要借，無！自己要花，有！」的狀態，不用管人，不受制於人，不用看人臉色。

退休一詞，每個人的定義不同。對我來說的意義，有一層是：不必非得看診才能維生。結束診所營業前的幾個月，我已打定主意，便陸續告訴患者，以後可就近找哪位醫師看診，不必非我不可。這已是最眞心誠意的相辭。

於是我得以把時間花在我最熱愛的事，而不是只能在看診的夾縫中淺嘗。

有的人對退休的定義是：一天超過八小時從事最熱愛的事，若然，我永遠都不會退休，因爲我一天超過十二小時都在做自己最熱愛的事：閱讀、寫作、Clubhouse放送。

堯楷書中稱：「我選擇讓呼吸中的每一秒都落實愛的法則，盡量讓每一天都是帶給人幸福、帶給自己開心的生活。」我有很強烈的共鳴感。

我每天晚上九點五十分到十點，用十分鐘，以臺語夾雜各種語言講一個繪本故事，不照本宣科，反倒添加了很多想像與說明，我的出發點正是：「每一天都是帶給人幸福、帶給自己開心的生活。」

我白天用一個半小時讀完該書，把要說明的詞彙查清楚發音，把要延伸說明的故事，寫在便利貼，貼在對應的頁數上。雖然這是一個無償工作，甚至可視爲我自己發明的工作，卻讓我樂此不疲。

開播一週，每集平均都有上百人聽。新時代的新科技，讓人讚歎，我若辦一個實體講座，要讓上百人來聽，衆人光舟車往返的時間得虛耗多少？

我努力了十集，已經有不少同好聆聽，也有人行動力更強，在不同時段開節目，各自用熟悉的語言去講故事，這不就是堯楷書中說的：「將這個訊號發出去，你就會遇到不少一樣的人。」

近來認識一位法師釋知賢，我在 Clubhouse 上和她萍水相逢，因此開始收聽她不定時的白話弘法。法師留學英美，返國後教了幾年書才出家。有一次她談到，小學時全班都在算雞兔同籠，只有她舉手跟老師反映說自己的阿公阿嬤有養雞，從來不會把雞跟兔關在一起，質疑雞兔爲何同籠。老師自是不快，覺得你不要去質疑題目，只管學會計算。

不去質疑，怎麼會是做學問的態度？胡適先生說：「做學問要在不疑處有疑。」法師小小年紀時，就有胡先生的智慧，反倒是她的老師，只喜歡馴鴿，馴鴿豈有能力安然度過極端氣候？

法師到了英美求學，保持質疑，勇於提問，反而很受異地老師喜歡，學習過程愉快，成果良好。

讀堯楷書，酣暢明快，如飲一杯沁入心脾的凍頂烏龍。

如果對部分內容有疑，亦屬正常。讀到「異見」，不妨先以「世間有此一說」來理解，將之置放腦中的暫存資料夾，日後慢慢消化即可，不必急於駁斥。

世間很多學問的道理，彼此相通。堯楷談的「請以修正原因代替修正結果」，不就是丹．希思（Dan Heath）談的上游思維？上游思維談的是在問題發生前解決的根治之道。

小孩溺水，想修正這個結果，希望救護車上的緊急救護技術員跟急診室醫師拚一個逆轉勝，這是想修正結果的念頭，也是一種下游思維。但修正原因該從哪邊去努力？此例中是從小孩很小的時候，就請教練循序漸進教會他游泳，教會他辨別危險水域，若遇不佳天候，不輕易下水，這都是上游思維。

希望你也跟我一樣，從《養心》《養氣》兩書中獲得你需要擁有的智慧，早日和自己和平共處，越奉獻越富足地活在這個世界。

（本文作者爲《人生路引》作者）

〈推薦序〉

人生皆為自心映照，愛是宇宙最強大的力量

安納金

二〇一九年經由好友的引薦而結識高醫師。猶記初次在台北碰面時，頓時有種一見如故的感覺，兩人天南地北暢談了一整個下午，自此成爲知心好友。如何能在短短幾小時內成爲摯友？因爲「交心」。

近幾年來，我偶有腸胃消化不良而不太想吃東西的毛病，遍尋中西醫，也嘗試各種檢驗方式，怎麼看就是找不出病因，朋友說應該只是運動量少，所以不太會感到肚子餓吧。直到高醫師幫我看了一下身體，點出那是十二年前的心病造成的胃口不佳，只要心結解開、心裡舒坦了，食欲自然恢復，腸胃也就會健康。他也透過灌氣的方式，紓解當時我腸胃不適的問題。收下建議解方，積

累的心結逐漸解開，至今我確實再少有腸胃方面的困擾，這是醫學臨床案例眞眞實實的見證！

我更身體力行高醫師在本書中所說的：「養心是養出好氣的源頭與關鍵，讓潛意識『開心』、享受人生，才能成功發送幸福的能量，身體才會有氣。」以前我曾經練過長達四年的氣功，總是缺乏「氣感」；然而在心結逐漸解開，腸胃也比以前健康之後，氣感終於來了！尤其是實際練習高醫師第一本著作《養氣》中所說的「地樁」，在就寢前平躺在床上，我就可以明顯感受到雙手流動的氣感貫穿至腳底，彷彿在身體周遭形成了一個「氣場」——此一蛻變，令我驚訝不已。

我滿懷感激地告訴高醫師，一定要無償地爲他的第二本著作《養心》撰寫推薦序！書中羅列多篇「高醫師養心教室」的實務經驗分享，很值得你親自體驗，例如「想法一變，外在跟著變」（見第49頁）。記得在我高中一年級時，學校教官說：「十五歲以後的樣貌，是自己決定的！每個人成年之後的長相，大幅度取決於自己的心思意念。」當下我相當吃驚，倍覺不可思議，於是開始長期細觀每個人的樣貌，至今將近三十年，證實所言不假！人的心思意念，決定了散發出來的氣息，不僅體現在個人形象，更進而影響吸引什麼樣的人事物進入自己的世界裡。有謂是思維決定選擇，選擇決定行爲，行爲產生習慣，而習慣形塑了一個人所呈現出來的人生風貌。

我很早就體會到高醫師所說的：「愛是一切的源頭，心是指路的那顆星。」我過去四十多年的人生經歷，加上博覽群書中所蘊藏的先人智慧，在在彰顯著相同的道理。日本「經營之聖」稻盛和夫先生回顧自己八十多年的生命和超過半個世紀的管理經驗，傳達給世人「重要」的意涵更是：「人生皆爲自心映照。生活中發生的一切，皆來自於心的牽引，這是轉動世界的絕對法則。」

每當我遇到生活中大大小小的挑戰，用「愛」來解決問題，最終往往自動縮小許多，更造就我廣泛運用愛來作爲一切行爲的初心發想；漸漸地發現，阻礙變少了，而助力變多了，可見「愛是宇宙間最強大的力量」不只是一句箴言，而是眞確環繞於我們周遭無所不在的一種宇宙原力，它無聲無息，卻無遠弗屆。我很喜歡稻盛前輩所說的：「宇宙中吹拂著利他之風。只要揚起巨大的風帆，藉助這陣利他之風，人生之舟就能駛入美好命運的潮流，就能被引導向幸福的方向。」

我們都因爲愛而誕生在這世界，也順著愛的指引找到幸福的方向，愛在心裡，本心俱足，毋須外求。如何讓本心發揮出強大的力量？就從養心開始！

願善良、紀律、智慧與你我同在！

（本文作者爲《斜槓的50道難題》《高手的養成》系列暢銷書作者）

〈推薦序〉

善於養生者，必善於養心

張文華 博士

看了高醫師的《養心》以後，發現他眞正懂得氣功的根本。我自己對中醫、氣功、瑜伽、靜坐、身心靈醫學也都涉獵多年，我也發現氣功的根本是在「心」。如同高醫師說的：「完整的氣功，通透在於想法與心性，不在於外在的修練。」

「身心一體不二」這個觀念，在中醫、瑜伽、印度的阿育吠陀醫學、藏傳醫學中，也都說明得很清楚。外在的身體健康與否，跟個人的心，其實是息息相關的。所以，善於養生者必善於養心。

現代很多人爲了追求身體的健康，會去健身房運動，做身體的鍛鍊，練瑜伽或氣功，**卻忽略養心的重要**。如果只是鍛鍊身體，而忽視了養心，其實效果是很有限的。

《黃帝內經．上古天眞論》說：「恬淡虛無，眞氣從之，精神內守，病安從來？」意思是在思想上能夠保持清靜淡泊，無欲無求，體內的正氣調和，精氣神自然就安守於內而不耗散，這樣，疾病如何會發生呢？

〈上古天眞論〉是《黃帝內經》養生思想開宗明義的第一篇，是古人對養生的原則和方法，也說明了這個道理。當一個人善於養心時，其實就是在做瑜伽，打通經絡，採天地之氣，修練大氣功。

高醫師說得很清楚：「氣是一種福報，你如果沒有替自己耕種福田，灌再多的氣給你，你的身體也沒能力留住。那麼，怎樣身體才會有氣呢？主要還是潛意識要輕鬆自在、享受人生。」

這就是上面〈上古天眞論〉所說的：「恬淡虛無，眞氣從之，精神內守，病安從來？」只要想法一變，就是在練氣功，身體就跟著改變。

高醫師也說，發現有些患者的病是跟冤親債主糾纏有關。冤親債主會希望透過醫生之手得到救贖。我會建議：個人業障個人承擔，不能把自己跟冤親債主的問題，丟給醫生；有一些問題，也不是別人可以承擔化解的，解鈴還是需要繫鈴人。有一些患者，發現有些病老是醫不好，就算是醫好了也是一直重複發生。這個時候就要懺悔業障，修行功德，迴向冤親債主跟冤親債主來和解。「對不起，請原諒我，謝謝你，我愛你。」其實也是一種懺悔，跟冤親債主和解的意思。

如同高醫師所說，「此時，如果有鬆柔通透、春暖花開的感受，就是幸福的訊號了，表示有達成某種程度的懺悔跟和解，身體開始進入修復狀態。」

高醫師也說到在行醫的過程中，很容易被患者的負能量感染。「這個時候就要說：『我是○○○，我邀請宇宙中至善至美的能量爲我做主，我身上不屬於我的能量或不屬於我的業力，請你離開。』瞬間，身體裡許多排不掉的負擔打開了。此時，我感受到，還有一些穴道跟脈輪仍然是混濁的，我繼續禱告：如果是屬於我的業力或者負能量，請這至高至善至美的能量爲我轉化。

「說完這句話之後，頭跟頭頂一股混濁的磁場就消失了！

「身體總算輕鬆多了，我再度禱告：願以此功德，以最適當的方式迴向出去，讓一切身心靈皆得自在安穩。

「你也可以請你信仰的神來協助，例如佛陀、耶穌、阿拉……都可以喔！」

以我自己的經驗，如果有眞誠宗教信仰的力量，會更容易得到加持，發揮效果。

中醫說：「百病由諸氣。」「正氣存內，邪不可干，邪之所湊，其氣必虛。」只要身體的氣很強，能量足，自然就不容易生病；就算生了病，吃藥、復健都會比別人來得快速，很容易醫好。

很多疾病來自於病毒，西醫都是罔效的。尤其是現在我們面臨的新冠肺炎疫情，除了做好防疫措施，如果感染病毒，除了疫苗以外，完全都靠自身的抵抗力，來產生抗體，對抗病毒。因此，我們在平時就要重視，**加強抵抗力，也就是要好好養心**，自然能量跟氣就很足，萬一感染了病毒也不用擔心。

高醫師也提到他的「藥詩咒」。這個方法，有根據嗎？從信息醫學或能量醫學的觀念來說，當我心中念一個中藥名的時候，就把那個中藥的訊息帶進了我們的內心世界，中藥的信息跟身體的信息，發生反應，自然就會產生療癒的效果。有一點大家要注意的是，念藥詩咒時，心裡要很寧靜、很安詳，效果比較明顯。心靈如果很散亂，效果就很少喔。

高醫師的這本書裡面，眞正提到了養氣，養生的重點。現代人都很重視健康，如果你平時就很重視鍛鍊身體，對練氣功、練瑜伽都很有興趣，這是一本絕對值得推薦的好書。

（本文作者爲前中華生命電磁科學學會祕書長）

〈自序〉

愛是一切的源頭，心是指路的那顆星

讀者朋友大家好，很高興又再次與你見面了！

在第一本《養氣》的薰陶下，相信大家對氣功的基本架構有一定的認識，練習時也有不一樣的感受或體驗。

練了氣，接下來，就要來養心了！

這次出版第二本書《養心》，共分為六個篇章，第一章就提到「愛的法則」，這是我在生活中及看診時共同匯聚的體驗。

愛，是一切的源頭，心則是指路的那顆星。

第二章講到氣、能量與訊息，會以現今大家熟悉的語彙來說明生命的奧祕，例如「氣場是 Wi-Fi、經絡是各種不同光纖的組合、人體就像是電路板」，希望讓讀者朋友了解，氣、能量與訊息是非常科學的。

探索生命的奧義有兩種方式，第一個方法是透過科技，第二個方式是透過靈性。

透過靈性來領會生命的奧義時，需要依賴龐大的想像力；但是，想像力也可能會出錯，這當中就要留意是否在順流上。

那麼，我們要如何知道自己的想像是處於順流還是逆流呢？

方法很簡單，當我們處於順流時，我們想像的事情都是光明面的，並且越想像，整個人會覺得越輕鬆、越舒服。

同時，**順流的想像是富有邏輯性、非天馬行空的，如此，想像和靈性才能結合在一起**。

富有邏輯的想像力才能幫助我們走在靈性的軌道上，虛無縹渺的想像力反而不利於人生。

《養氣》中備受歡迎的「方法」，本書中當然也有。

除了教大家「找到自己愛殘存的地方」「協調腦波法」，更進階的練氣功法當然也不會少。此外，還有我在看診時的心得，以及受到社團團友歡迎的「藥詩咒」（在靜坐時連結到的舒緩方式）；而詢問率最高的生命體驗，作爲書末壓軸最是剛好。

衷心希望《養心》及《養氣》對於讀者朋友在練氣及想法上有所啓發，在身體健康的同時，心靈也充滿了愛，並落實在生活上。

再次感謝讀者朋友的支持。

目次 Contents

第二章 氣、能量與訊息

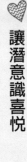

第三章

養心三法：協調腦波法、能量更強的站樁法、以指領氣法

第四章 每個穴道都有自己的個性

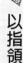

第五章 治病有感

第六章　催眠讓我學習到的事

第一章

愛的法則

現在的我，可以樂觀地接受種種的不如己意，種種的不順遂、不穩定，因為我體會到所有的事情不是在阻擋我，而是在提醒我有些地方的愛沒有滿足，被我漏掉了；同時也理解到種種脫序的行為，其實都源自於與愛失去連結。

脫序，是因為與愛失去連結

這一年，人世間的變化很大。

過去，一向精神滿滿、正能量爆表的好友，在聚會時竟說：「總覺得人生就是無常、沒有意義，所以生不出動力；可是，如果要我打混又會不開心。好迷惘啊，到底該怎麼辦好呢？」

我以前也會這樣，覺得什麼事都是過眼雲煙，那麼努力打拚、學習，爲的究竟是什麼？

現在，我選擇讓呼吸中的每一秒都落實愛的法則，盡量讓每一天都是帶給人幸福、帶給自己開心的生活。

雖然，任何版圖都會在人生中的某一天突然結束，可是，那一份歷史與人生經驗，還有生活習慣，不滅。

能量設定是關鍵

朋友的話讓我想起，以前我很努力去踩各種不同的坑，也經歷了許多錯誤，但踩過了這些坑以後，一旦選擇正確，路也會很快地開啓。

那時，我覺得除了學醫，如果也懂得更多知識，如股票投資、創業等事情，不就更好？

於是我利用行醫之餘的時間學習與研究，也試著投資股票、開公司。

最後發現，這些學問的背後都很高深，必須有人帶領。

開一間公司，背後要注意的細節非常多；投資股票除了紀律，有很大的因素是人爲的，是有「資訊」的人玩的遊戲。所以，在這麼多元學習的過程中，我跌了很多跤，並沒有讓我更好。

直到有一天，我發現這是**能量設定**的關係。

過去，我的能量設定是「辛苦破關才能更上一層樓」，因此，我從童年時期就不曾與父母同住，是阿嬤與姑姑帶大的；讀小學後也是個學習很慢的人

（直到經歷國中差一點被大卡車撞的神奇事件，數學才開竅）；大學時學氣功多年也沒有氣感，還是老師幫了我一把。

行醫過程也遇到很多辛苦、委屈、有苦說不出、被誤會說不清的事情。這是因爲**能量未開，腦波未開**（兩者基本上是同一件事）。因此，以前在決定一件事情時，會以內心感受（比如安全感、信任感）來取決，也就是使用「感覺選擇法」，但我發現有些事情在下決定時心中很快意，結果卻非常不好；而當能量開了，腦的天線與宇宙磁場相連，在做決定前，**只要有被干擾或不順的情況**（比如某人介紹認識誰，但就是約不起來），**我就知道這件事不適合**。到後來，很多事情可以先預知前因後果。

此時，我也發現自己的思想與行爲，會一直往利益大衆的方向走，越走越順暢。

當腦波開時，我們將能夠「以想法取代人生」，也就是「我怎麼想，人生就變成怎麼樣」。

看到這裡，相信讀者朋友都很好奇，怎麼樣才能開能量、開腦波吧？

每個人的緣分與時間都不同，但在這之前，先把自己的氣練好，絕對是基礎。（第一本拙作《養氣》中有簡單又好學的天椿和地椿基礎版，本書則有「加強法」。）

在開了能量後，我回頭看發現，**過去挖坑給自己跳，也是給未來的自己幾分祝福**。因此，現在的我，可以樂觀地接受種種的不如己意，種種的不順遂、不穩定，因爲我體會到所有的事情不是在阻擋我，而是在提醒我有些地方的愛沒有滿足，被我漏掉了；同時也理解到種種脫序的行爲，其實都源自於與愛失去連結。

切割、疏離、討愛，就與愛分離了

我有一位朋友開了公司，發現當初一起打拚、情如兄弟的員工，利用下班時間接別家公司同性質的案子。

朋友得知後非常震驚且難過，不知道爲什麼對方要這麼做，也約了對方談。

這位員工認爲這不是背叛，只是兼職，但朋友認爲在同性質的公司兼職就是不宜，於是兩人大吵一架，員工憤而離職。

不久，員工開始放黑函說朋友的公司有些地方不合法規。

朋友非常痛心，覺得當初這麼要好的兄弟，怎麼關係一下子就變了樣？其實，眞相是因爲兩人的角色不同。朋友是公司負責人，站在管理人的角色，而員工兄弟心中眞正的聲音是：「我們曾經這麼好，你怎麼可以這樣對我？」因爲感受不到愛了，想先用兼職得到朋友的注意及愛，偏偏朋友還是沒看到這一塊，於是員工才會離職，並氣到放黑函。

愛是一種合一的概念，所以，當一個人的心中產生了與愛分離的感受，它就會眞實地在你生活中上演蹺家、故意陷害別人、傷害別人等事情。

以前，我也是如此。當我感受到不被愛了，我的第一個想法是澄清；如果還是沒有得到回應，那麼我就會切割。

而這一份脫離的概念，產生的漣漪效應很大，可能導致想換工作、換房子、換枕邊人……換很多很多。

正是因爲失去了連結，想法就會變極端，並想展現權力，企圖控制秩序。有時，也會因爲討愛而做出與外在不同的行爲。

一位朋友提到，他常需要在外出差過夜，有時候全臺跑透透，忙起來可能一星期都不在家。

每次他要出遠門前，太太總是說：「你去忙、你去忙，我可以處理。」好像很不在乎他似的。

但每次回家，太太又給他一種生悶氣的感覺；問太太時，又都說沒事。

「高醫師，您說，女人心是不是海底針？」朋友說。

我告訴朋友，眞相是太太說的「你去忙，我可以」這句話，是她的外在包裝，其實她的內心一直在等著先生回家，並不如外在包裝這麼堅強。

而當朋友以爲太太眞的可以時，對於出遠門也就不如早先那麼在意太太的感受，於是兩個人的能量就開始出現裂縫。

不是不愛，是感受不到愛。

愛都在，只是被一層層的外包裝給遮蔽了，於是我們誤解了彼此。

其實眞正的源頭，一開始往往不過就是：開始不在家吃飯、今天沒牽手、沒陪小孩打球而去忙事業、覺得別人是累贅、省略了睡前聊天的十分鐘、省略了親手做早餐，哪怕烤個吐司也好……

這篇文字可能會勾起你內心的一點什麼，如果那感覺是安詳充滿的，請把這個感覺記在心中。當忙碌的時候，依然讓這樣的感覺出現，你就走在合一的路上了。

如果感覺不舒服，請記得回到眞正的源頭，看看發生了什麼事，與愛連結。

找到屬於自己的愛

每個人的生命中，或多或少會有「做什麼事都提不起勁」「覺得人生沒意義」的時候。在東方命理中，這就是走入所謂「空亡」的流年。處於這種運勢狀態時，你會覺得做這個也不是，做那個也沒興趣。

不管你有錢沒錢、健不健康，或多或少都會遇到這種狀況。

這種時候，人們與外在的連結會很微弱，沒有動力與動機，也找不到企圖心。

那麼，在沒有動力的狀況下，我要怎麼找到屬於自己的愛，與愛連結，就是重點了。

如果在家，父母健在，就陪他們吃吃飯、幫忙洗個碗、搥個背。

如果在外，幫同事買杯咖啡、做個短暫的志工等都可以。

在原本沒有意義的事物上，做中學，體會到人生各種面向的意義，甚至學習與自己領域完全不相關的課程（比如醫師去學插花）。

當你主動打破自己的思想界線，會發現，很多這時候接觸到的人事物，都是未來十年後成功的基礎。

你，並不寂寞。大多數人都想知道人生的意義到底是什麼，而每個人對它的定義不同，這就是靈魂的生命藍圖。

以我為例，我的人生意義就是成為「萬能藥」，希望我到的地方都是開心平安幸福的。我也想要自由地生存，不受限於生命長短，我尋找方法，不是長生不老，而是我想在就在，想離開就離開。

也許我現在做不到，但隨著努力跟長期實踐，的確感覺到自己與這個方向近了一些。

記得，先與愛連結！

找不到愛怎麼辦？

「高醫師，我知道愛可以克服一切，也知道要先愛自己才有辦法愛別人，但知道不等於做得到，到底要怎麼辦才好？」患者在我插針時苦惱地問。

我們都想要開心、希望幸福，都知道要對這個世界和自己有愛，但只是用嘴說出來，還是不會有愛的。

找不到愛，心裡好苦啊！怎麼辦？

找到身上「愛殘存的地方」

讓我來告訴你，有一個方法，就是往自己的身體找，找到身體中愛殘存的地方。

身體中，有五個地方最容易感受到愛，分別是頭頂、胸口、肚臍、肩膀、腰。

方法是，覺得心情不好、感覺沒有愛時，就用一手的手掌心貼在頭頂、胸口、肩膀、肚臍、腰這五個地方，如果其中一處讓我們感到溫暖、流動或有舒服的頻率，就是愛殘存的地方。我們可以把手貼在這個地方久一點，享受這份溫暖（圖1-1）。

身體中愛殘存的地方，不一定是上述五處，不一定只有一處，也不一定每次都在同一處。有些朋友愛殘存的地方是在大腿，也有朋友在臉頰，也有人在手肘。

請靜下心來，心會指引我們找到愛。

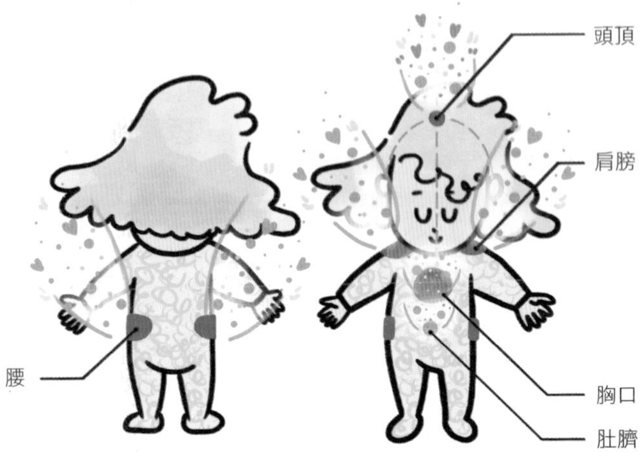

圖 1-1：身體有愛的地方

你知道嗎？我們會感受到擔心、恐懼等情緒，全都是我們的大腦、杏仁核，和一些特殊的神經元，在操控著我們的喜悅和開心！所以，第一階段就從身上找到讓自己快樂的地方。

找到第一層後，第二階段就是往外面找！

一開始或許是與朋友吃飯聊天、購物，找外在的快樂。不過最好的方法是，了解自我的需求是什麼、了解自己爲什麼覺得空虛，這樣就有事做了！

例如：今天是因爲沒有人陪我，所以覺得很空虛，這時候，如果眞的有一個人出現關心我，我就會覺得滿足！那麼，我就打電話或主動敲朋友問候。

第三層就是再深入去了解，爲什麼我沒有朋友的時候，會覺得空虛？**往內在確認，到底我需要的是什麼？**這時就會發現：原來，弟弟出生後，我因爲父母都把注意力放在弟弟身上，讓我有被遺棄的感覺；或者看到，爸爸從來沒有抱過我，只抱弟弟等因素。

知道原因後，請學習跟過去的自己和解，達到身心圓滿！

愛的能量，從補自己開始

因爲婚姻、感情觸礁，覺得自己不被喜歡而生病的人，占了非常大的比例。

長期處理這一類案例，讓我體會到兩種世界。

外在vs.內在的安全感

一種是很需要外在給予的安全感的世界，另一種則是由內在給予自己安全感的世界。

由外在給予自己安全感的世界，可能來自於嬰兒時期的期待和需求被忽略或不被滿足，長大了可能就變成用情緒勒索來表達自己的需求，比如「你不怎麼樣我就……」的情況。

或者過去想像的世界遇到了價値觀的破壞，開始覺得世界跟自己以爲的不一樣，整個心態、觀念大改變，轉而追求立足於人生的外在安全感，比如財富、勢力、人際圈等。

而從內在給予自己安全感，則是藉由愛讓自己感到滿足，但這條路很難，很容易最後變成自己不斷在付出而感受不到回饋，因爲這條路就是試圖將自己的心變成與天一樣無私，人們自然不是感受不到天空的包容，而是會忘了天空的存在。這種走法我覺得也像老子說的，國家的統治像沒有君王一般，忘了君王的存在。

很多書教我們「不問付出、不問收穫」，這個狀態，其實是給腦波開的人在講的。腦波沒有開的時候，你就是會覺得不滿足，就是會覺得不安全啊！所以你無法假，也假不來！比如說，**我們就是覺得不安全，卻又一直在幫助別人，事實上，你內心的狀態是矛盾的，你做相反了！**這個時候，就要先去探查，**爲什麼自己的能量會流失？**

很多媽媽其實自己都很累了，卻還要一直去照顧小孩、幫先生、把家事做得更好……被「賢妻良母就應該如何如何」的信念限制住了。

於是，能量越流失越多，看了讓人心疼。

請先把你的能量補滿。補滿之後，你的內心自然就會生起安全感，會感到安全跟滿足。這個是假不來的！

我有一位高學歷、過去在職場擔任高階主管、婚後辭去工作在家帶孩子的患者，提到自己有很大的不安全感，在家開始胡思亂想，不知道這樣支持先生的意義何在。後來就常跟先生吵架，又怕吵了之後先生眞的會在外面找小三……如此反覆焦慮，還將情緒轉移到小孩身上。

我看了她的心輪，發現空了，於是幫她把心輪補滿。

當心輪補滿時，才有完整的能量去看爲什麼這些事會發生。

當我們無法注意到問題的所在時，很容易朝倒果爲因、修正結果的路上走，而不是往修正原因的路上走。**當自身能量不圓滿時，自然就處於疏離的狀態，圓滿則是吸引的狀態**。

在補滿心輪的過程當中，這位患者就掉眼淚了。我猜她不是因爲覺得自己不被愛而掉淚，而是感受到原來是**因爲這些原因**而走到了這一步。

感受到了爲什麼，才有機會重新再來。

有一次患者問我：「高醫師，我下週眞的不用來了嗎？我很想掛號耶！」

我看了看她說：「妳氣色都比我好了，還來找我幹嘛？下週不用來，之後有需要再來。」

愛，成就了律法，但是一直付出愛，疲勞時的反彈，也是很強烈的。

我覺得，能夠直率地承認自己的不足，承認自己的需求，是很了不起的事。

高醫師養心教室

想法一變，外在跟著變

一位男士來看診，提到：「醫師，我最近記憶力差，全身都不舒服、倦怠，還有，我的人際關係也不好……」

他的想法一直都圍繞在「沒人愛我，我人際關係不好，我記憶力差所以理解能力差，我生病，我身體不好」。

我告訴他：「請嘗試把這些話都**反轉**，改成：我的身體日漸好轉，我的氣色越來越好，我的人際關係有在進步，我跟昨天的我比更好了。」

因為習慣久了會成真，當你認為自己做不到，久了真的就做不到了。

另外，我也看到他的慣性。

「**你習慣用焦慮來處理你內心的緊張**，其實說穿了，你就是想把事情做好，所以身體想要焦慮或者加速意圖，來做得更好。

「你只需要體會，**焦慮是否是必要的**。看看自己在焦慮的狀態下處理事情，跟不焦慮的狀態下處理事情，是不是焦慮真的更有利於己，通常答案是不一定。這件事要在腦海中過一次，你才能從習性上解脫，了解到：原來，我的人生不需要這麼焦慮。」

他的氣色，也從一開始的膚色黯沉變成光亮淨白，本來粗糙的皮膚變為細膩，眼神無光變成有光。

真的是想法一變，外在改變。

一切，都在於起初做了什麼

一位學妹告訴我，她很害怕自己被取代。

「我也會喔！」我說。

曾經，我覺得自己沒有價值，害怕被別人取代；後來我發現，這些都是恐懼，**只要努力造福、惜福，自然沒人可以取代你。**

有一次，我在社團上寫到：

以後需要我幫忙調整的朋友，模式改為：先就近捐款，留下憑證，金額隨喜，以你當下的能力，不拘多少，但是請一定要做。之後我才會處理。

這一篇臉書文字露出後，有個學弟問我為什麼要這樣寫，捐款不想留下姓名不行嗎？

捐款不拿收據，或者隨手不經意，許多人可能想表達的是「不著相，無所求」的概念。

但實際上，自己還是知道這樣子做，對自己是有幫助的，這都還是隱性的「有所求」。

所以不用把自己的道德觀綁得這麼緊。

眞正的不著相，是看什麼都能順眼而不入心，看什麼都能了解別人爲什麼想這樣做，而知道人人都會在未來與那不可思議的狀態碰面。如此一來，**心流暢通**，不爲了眼前的矛盾想法而罣礙太久，甚至久了可以做到內心不起漣漪。

而不這樣子做就是不對，不那樣子做就是違反什麼什麼……這些都會在你腦海中形成障礙而著相。所以再怎麼把自己當一個好人，你都在著相。

當個好人的意思是：在好的過程當中，你人生安穩，沒有許多不可抗拒的事參與你的人生，你才能安穩地學習如何跟自己的心相處，安穩地發現自己到底是誰。所以，**好人並不是修行的終點**。

氣是一種福報：能量循環的路線是心形

醫生救人雖然是天職，但是大家也要替自己多種些福氣的種子。

氣是一種福報，你如果沒有替自己耕種福田，灌再多的氣給你，你的身體也沒能力留住。

當你的時運一到，許多的不順暢來臨時，你的氣很快就散掉了，這是天人運作的道理。唯有長期累積，才能持盈保泰。

眼前的順遂都是假的，過眼雲煙，懂得長期耕耘，多付出、多照顧別人的人，很自然所有的福氣都往你身上聚。

圖1-2，是我體會到的能量循環圖。

我們是A，做了一件好事給B，一開始能量會先遠離，看似好像沒什麼幫助，自己缺少了，有時甚至還會後悔；但是當時間循環到了，會開始走C＋D，回過頭來，變成一個愛心，還是自己受益。

所以愛心這個圖，其實不容易，隱藏好多訊息。

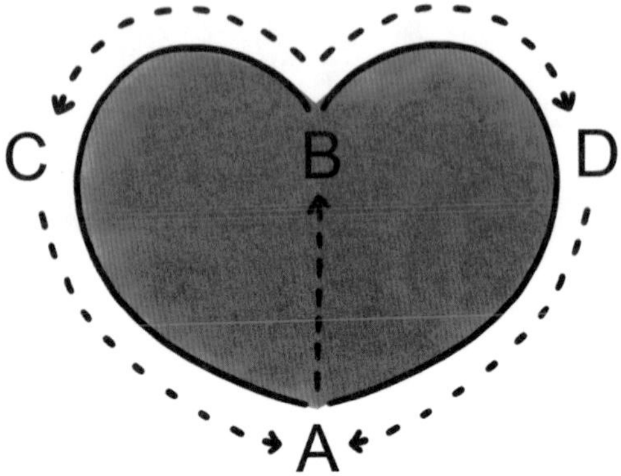

圖 1-2：能量循環圖

因此，諸惡莫作，眾善奉行，最後都會**回到自己身上**。

一切都在於A對B做了什麼。

所以，**做個好人是拿來要求自己跟勸化他人的，而不是去干涉、抨擊他人用的**。

不管現在做得好或不好，讓人開心行善或行惡，都只是短暫的過程，有一天拿掉時間和空間的限制時，如同南柯一夢。

你對你的醫生溫柔了嗎？如果沒有，怎麼能希望別人也對你溫柔呢？

你在要求別人的時候，對自己也有同樣的標準嗎？如果沒有，怎麼能讓別人不要求你呢？

想要遇到自己心中十全十美的好醫生，方法很簡單，用同樣的標準要求自己。你做到了，自然這個十全十美就出現了。

讓潛意識喜悅

我有一次上節目時，主題是病氣。

我說：「很多人兩眼昏花，檢查視力卻沒有問題，這其實是因爲身體細胞的輻射，與外在磁場的輻射，形成了不協調的節點波形，所以會覺得像被蓋住，有點像是一層不可見光的波長形成的光罩。」

那麼，怎樣身體才會有氣呢？主要還是**潛意識要輕鬆自在**、**享受人生**。

很多時候，我們想要的生活，其實是意識想要的生活，是在教育或集體意識下定義的生活。

以富貴功名或安分守己爲例。有些天才型的人，生來就是要改變世界的，你要他安分守己，他就會生病；有些穩定型的人，就是來讓世界多一份祥和的，你要他去突破極限，他也會生病。

問題來了：要怎麼知道自己的潛意識開不開心呢？

你的表情會洩露所有的眞相。

當潛意識開心時，你內在的喜悅會歡呼，你的眼神也會亮亮的；潛意識越開心，你的身體結構就越穩定，人也自然地放鬆。

當潛意識不開心，意識卻開心時，身體放鬆不了，就變成超頻工作，久了就變成自律神經失調。**想的跟做的不一樣**，心臟跳自己的，腸道排空時間走自己的，腦部睡眠週期也走自己的，於是，身體就不協調，生病了！

當我們越接近眞相的時候，能量就越高。而越接近眞相，能量越高時，筋膜會放鬆，肌肉結構會變穩定——肌力測試、SRP測試……許多結構的測試，都是以這個原理爲核心！

能量越高的人，眼神會很清澈，眼神也夠亮。只要看一個人的眼神，就知

道開不開心：這就是中醫所說的**「藏神」**。

說到這裡，我也認同**「心齋」**的概念。

「齋」是指：當「重新」看見外在的所有事物，內心都是感恩時，此時就是齋。

心齋就是，**從心裡頭去齋戒，而非用外在形式來限制自己不能這樣、不可以那樣。**

我們現在很多的「應該」，是古代帝王刻意塑造出來的「劇本」，例如關公忠肝義膽，為了朋友兩肋插刀，就是一個。但這只是其中一個劇本，我們並不需要因為沒為朋友兩肋插刀，就覺得對朋友愧疚。

很多人生劇本中，人們演的痛苦，只是為了要證明自己做得到！

我的體悟是：眞正了解人生的眞理、眞的領悟到的時候，隨時犧牲都可以，而此生來當人的目的，並不是為了證明自己是可以犧牲的；或是說，也可能在**體驗**，原來為人犧牲奉獻是這樣的一種感受，體驗後，領悟到愛的眞諦後，就回歸本位！

序。

社會化的秩序，並不是眞正的秩序，內在喜悅的秩序，才會成爲眞正的秩序。

讓心甘情願成為人生的浮力

記得行醫的前幾年，當病人越來越多後，有好一陣子，我感覺身體不斷地耗損，因此開始尋找解脫的方法，想知道如何把事情做對，讓病人與自己相得益彰。

一開始，我透過靜坐冥想，但體能不夠、經脈不開，身體無力支撐。後來，我不斷在靜坐中探索身體各種脈絡，三個丹田開始循環，體力漸漸足夠，但我知道自己仍然處於老化狀態中；於是，我開始思考五臟的還原方法，體會到沖脈的結構，還原自己的荷爾蒙狀態。

身體的精力保持住後，我發現自己遇到患者的冤親債主糾纏，對方希望透過醫之手得到救贖。於是，我開始學習承擔，用自己的願力幫助其他人轉化；有時候，也透過自己變得不順來轉化別人的不順。這些，都是在學習承擔接受（在這段過程中，當然也會有痛苦的時候）。

如果你正承受著什麼，也在過程中學習著承擔接受，你將會發現，當不斷這樣做的時候，想傷害你的人或透過你來轉化自己的人，也產生了轉化，開始放下心中過不去的結，並且也學習承擔與灑脫；於是，你的內在也更加自在與光亮。

在這個過程當中，你體會到每個人其實都是宇宙的中心，因爲每個人都可以透過這個過程轉化、看見自己；而在氣聚狀態的時候，我們彼此都是相連與互相放射的，這個過程就是**「迴向」**。

不斷迴向到後來，心入定、入靜了，就體會到一個眞相：這個世界除了你以外，沒有別人。因爲你的心定了，體察不到你自己與外在、他人，整個心內包含整個大世界，甚至連世界的區分也沒了——這就是**心光**。

於是，你開始思考，如果每個人都能看見心光，會是什麼狀態？

不再看見外在生命的衰弱與生長，不再看見自己聽見什麼、聞見什麼，照見了五蘊皆空。

然後一**念迴心**，思考著該如何運用這種狀態，並且幫助體會不到的人體會——即使你知道沒有人需要體會這種狀態，因爲這種狀態每個人都有，只是少了引導看見的契機。

如果你領悟到了心的本質，然後呢？你想怎麼做，與做什麼？

我體會到一件事，就是**心甘情願**。

當我們長期給予的多於實際的收益，且神聖的心意讓每個人都感受到溫暖與珍惜時，我們的生命就會產生浮力。而這個浮力，能夠讓人歷久不衰。

是的，不是你的福報或財富可以讓你長長遠遠，而是這個浮力。

人生的浮力是什麼？就是**當一個人發自內心讚美你**、**感謝你時**，**透過潛意識**，**你就得到了正能量**。當一群人同時對你這樣做時，你感受到的是發自內心的雀躍，也是這種心情的支撐，讓你無往不利。

什麼樣的事情可以救一個人，讓對方回過頭想起你時，數十年都不會忘記？我想，答案是**引導他看清楚自己的壓力與狀態、如何走上軌道生活，不再對自己與世界躲躲藏藏**。

在我們的人生中，一定有誰幫助過我們，讓我們能夠走到現在。帶著這種被幫助的感受，幫助別人吧！

祝福你我，都能在雪中送上有用的炭，在最後一根稻草壓上去之前，把它拿掉！

高醫師養心教室

不可見光，才是一切玄學的基礎

病氣，也是有光的。

病氣發出的光，就好像從氣體發出的光一樣，它的波段頻率是大量篩選過的。

所以人體必須有相對應的受器，才會開啓感應病氣的模式。

但大部分人，大概都是以可見光等連續光譜的神經受器為主。

不可見光，才是一切玄學的基礎。

而從不可見光轉變成可見光，稱為修行出陽神（編按：氣功修練到一定階段，氣和神混融之後的升華結晶。它虛靈而無質，卻有體可用，能夠聚則成形，散則爲氣）的過程，可以用普朗克的公式與光電效應計算出來（圖1-3）。

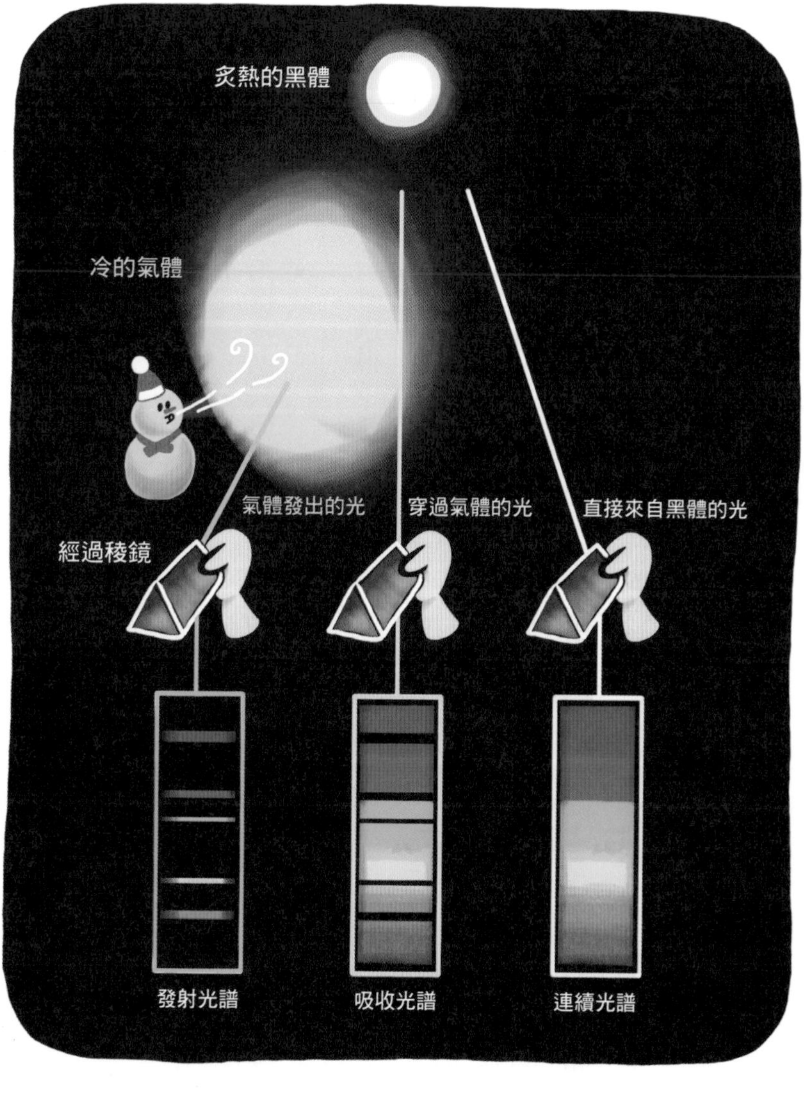
炙熱的黑體
冷的氣體
氣體發出的光
穿過氣體的光
直接來自黑體的光
經過稜鏡
發射光譜
吸收光譜
連續光譜

圖 1-3

在核心上做事，就幸福了

有天學弟來跟診，下診後，我們兩人一同晚餐。聊著聊著，學弟提及過去發生在我身上的某件事時說：「學長，您的肚量眞好。」

其實，我也是經歷過很多次體驗。以前，聽到不認識、不了解我就斷章取義批評我的人，我也會看不開，覺得對方爲什麼要這樣誤解我？

現在，如果有賢有德有能力的人說我不對，我會馬上思考自己是不是眞的有錯誤。如果是臨床成效很好的醫生，那麼他的觀點就值得參考；許多我不能解決的問題，如果對方的確處理得來，代表我目前切入的觀點不完整。

想法，都是自己給自己的。

當別人看不起你的時候，如果你也起了想法，意圖反擊，後續效應就會沒完沒了。

當我聽到別人評論我時，一開始雖然心裡覺得不舒服，不懂爲什麼別人要這樣講；後來知道每個人都有自己珍愛與想保護的領域，這是我侵犯了別人的領域或認知，所引起的副作用，我也要慢慢學會轉化，下次遇到時再處理得更好。

修心，不是去了哪裡而變得更好、更美而結束，而是了解不管自己來自何方，都可以安穩地看見自己：原來，我來自那美麗的核心。

每個人都無法全面地認識世界，**人生，只要在自己的核心上做事，看見自己的幸福，就無價了**。

想到這裡，我的腦海中出現了一個圖，也將它畫下來（圖1-4）。

腦波開：不站在自己的視角看事情

做人，要站在O的角度，心量開闊。明白其他人立論的核心基礎，就會少

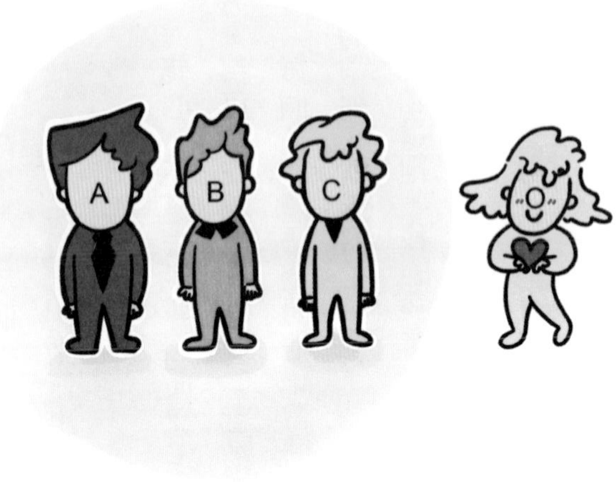

圖 1-4：不同角色圖

掉許多煩惱跟爭吵。

做事，則是要清楚自己現在站在A、B、C哪個位置。

每個位置的思維模式都不一樣。站在A的位置跟C爭論，是講不來的；同理，站在B的位置跟A爭論，也是講不來的。

但是站在O的位置跟想法，卻有可能搭起彼此間的橋梁。

以社會階級的角度來舉例，C是苦於三餐無著落的人，B是中產階級，A是富裕人士。

當A告訴B跟C「接送小朋友要用汽車，不能用機車雙載，這樣太危險」時，B可能會爲此買一輛車，C則會覺得連下一餐都沒著落了，怎麼可能買車。

又如今天A戴了勞力士表，B跟C可能會覺得「這只表這麼貴！」「買這個表要幹嘛！」但是A知道，在他所在的城市，勞力士表是財力或人脈的象徵，會讓人們對A的信任感提高，只是B跟C看不到這件事。

又例如A很喜歡與人聊天交流，但B跟C覺得交流浪費時間。可是當B到達A的階層時，就會知道人脈跟思想的溝通非常重要，這個部分順，其他事情才會順。

也因爲A知道信任會創造財富，便會在生活中給人信任感，但B跟C卻看不到A這個部分。

同樣地，A也看不到C，會覺得C沒有其他想法，就只會認眞工作，也不一定賺得到錢；因此A無法理解C。B則是在過渡階段，B會接到A的訊息，會想要向A看齊。

而在圈圈外的O，則理解這一切，可以知道A、B、C在想什麼，會知道

C與A不和的原因在於從C的角度來看，覺得A不勞而獲，而A會覺得C在白費力氣。

因此，O跟A、B、C都很好相處。

所謂五湖四海皆朋友，說的就是O的狀態。

O所處的境界，是不站在自己的視角看事情。

如果想要到達O的境界，就要跟各式各樣的人接觸，才能體會到所有的事情，不會預設立場，也就是所謂的**「腦波開」**。

當我們腦波開，成爲圈外者O的時候，就會發現A、B、C都是在演戲。所以根本沒有造物主，沒有受害者，什麼都沒有！

其實，很多書都有寫到這件事，但是，當我們還沒成爲圈外者的時候，是無法理解的。「明明就是他害我啊！」「我的家人被他欺負了！」A、B、C無法理解，這都是人們在演戲。我以前腦波沒開時，也是這樣，覺得某某人就是錯的，覺得某些事這樣子很不對、很不應該；會覺得，應該要有格局，就是一個完整的聖人版本。可是事實上，聖人不是由各種「應該」堆疊而成的，而是，**當腦波開了，能量排列整齊，自然做什麼都是對的**。

腦波開的人，能量本來就是open的，就像一個溫暖的Wi-Fi一直發射出去，接觸到他的人都會覺得：「哇！你的行爲好棒喔！」

當一個人能量排列整齊時，身旁的人都被會正能量感染！有時甚至講一句話，就會造成漣漪效應。

這個世界其實沒有規則，只要能量排列整齊，做什麼事情都是對的。

能量排列與能量結構

爲什麼歷史會一直重演？就是在A、B、C這三個階段，沒有來到O，因此會覺得相似的事情一直發生，只是事件不同而已！

那麼，什麼時候會從C到A，再到O呢？

首先，**要自己願意**。

有些人覺得自己的世界是最完美的！

很多靈魂想要從這一生中展現他的人生，就像以前的我。但是這樣的展現，實在太累了！

我在接觸催眠（詳見第六章）之後才發現，其實不用那麼累！這樣做，其實也只是挖坑給自己跳，一樣是從最底層爬起。按照劇本，原本就是從最底層爬到最上層，其實也只是爬到A而已。那，倒不如到O的位置來看看。

比如說，之前我這個小醫生，從畢業後的菜鳥醫生（C）開始，到有病人，再到一個診次看了一百個人（B），即使走到幫總統看診（A），等到我腦波開的時候來看這個故事，就會發現，這一點意義也沒有！這就是一個故事而已。

因此，我透過催眠來了解，我們為什麼要演這齣戲，這個劇本為什麼會這樣寫？

當每個劇本你都可以接受時，就會開始覺得很有趣，然後你會告訴自己，這只是一個劇本。

以前，我會被劇本帶著走，給自己很多規則，覺得這個不對，那個不可以；但是現在，我不會這樣想，因為我知道，這一切都是劇本，我就不會再挖坑給自己跳了。

大部分的**運勢不通**，都在於**想法不通**。一樣的信念，有成熟的處理方式，與不成熟的處理方式。用成熟的處理方式，自然就會比較快。

例如，想達到財富自由：A的信念可能是透過集資，很快就可以達到；B可能是靠投資股票；C的話，可能是靠累積技藝，慢慢地達到B，再到A的階段。

說到最後，還是**能量結構**。有些人的能量結構頻率由50%好的能量及50%不好的能量組成，那麼，所做的事情就會呈現50%的好與50%的不好。

能量排列越好，就是有人緣，不管怎麼做，大家都會很寵愛；能量排列越不好，就覺得自己是天生招小人。

所以，環境很重要，接觸到誰很重要！

比如，C是50%好、50%不好，B是70%好、30%不好。當C接觸到B時，就會進步，可是如果遇到有50%不好的人，就可能會被拉下去一起變差！

看到這裡，讀者朋友或許會問：要怎麼樣讓自己的能量排列變好呢？

答案是**修行**。

所謂的修行，就是不斷地定義「你是誰」的過程。

一開始，可能是不斷地加強、鍛鍊自己，後來發現衆生間的互相影響，了解所謂的衆生影響其實是**潛意識互相影響**，然後知道**自己其實可以與潛意識的影響切割**；再後來體會到其實**衆生間彼此是一**，你是衆生的一部分，衆生是你的一部分；最後，體會到衆生不生不滅，體會到**無我**的狀態。

在這樣的過程中，能量排列將會越來越好，不再紊亂。

流動，讓情感、物質能量變完整

被信念綑綁，能量變得不完整

與病人談話時，我發現許多人會被信念綑綁，經常活在衝突中，能量無法流動，於是就生病了。

所有的信念都是好的，當一個人能量到了，自然而然就會顯露相應的行爲，而不是靠信念來約束自己。

例如戒律，是能量到了自然而然就會做到的，這時，慈悲待人、不近女色、身心清淨……都是很自然的行爲。

有個故事是這樣的：

兩位和尚在路上，遇到一位姑娘無法過河。師兄在經過姑娘同意後，揹了她過河；到了晚上，師弟不悅地問師兄：「出家人要守戒律，不能近女色，你怎麼可以揹姑娘過河呢？」

師兄說：「我早已經放下，怎麼你到現在還把她掛在心上？」

在這個故事中，師弟，就是屬於被信念綑綁的人。

同理，當我們認爲與異性相處就是一個男生跟一個女生，就有了隔閡，自然這個隔閡和分離就會把能量切開，讓能量不完整了。

和女性相處時，我不會特別劃分對方是女生，而是一種寧靜的、心的交流。

情感如此，物質也是同樣的道理。

有一次學妹問我，要怎麼樣才會成功，才能賺到錢？

早些年，我也曾因爲聽到「未來一個人要養四個老人」「你不理財，財不理你」等說法，而多方學習如何可以財務自由。

結果並不是很好。加上發生了一些事情，讓我體會到，好壞一切都還是源自於自己的磁場。

別人比重重，自己比重輕

近年，我的想法做了很大的修正：我不再去看跟錢有關的計算方式，就只是把該做的事情做好，遇到需要幫忙的就幫，窮困的就減免，有多餘的錢就捐出去，看到好的書就助印流通，看到好的平臺就介紹給好朋友。

我就是不斷做這幾件小事而已。

這樣做了之後，我發現，許多事不一樣了。身邊的朋友大多是不浮躁的，雖然並不一定太有錢，也都還在努力，但是很穩定。

於是我發現，當我們盡量用「別人比重重，自己比重輕」的角度來做事，許多事也會改變，大家更樂於找你跟愛你。比起公平正義、法律文件，這個方法有效率多了，因爲再怎麼算，自己都是虧損的那一方，如果讓大家選擇更愛你、更疼你、對你更好，你便會積少成多，無意間越來越好，生活越來越開心。

於是，種種關係更加協調，生命不再需要爲了名利妥協，因爲多的是別人的，自己無意間分到一點點，但其實日子久了，就很夠用了。

所有的疾病都源自於感受不到愛，覺得不被信任，覺得被背叛，覺得不受尊重、沒有安全感與外力的傷害。但每個人心中都有缺口，都喜歡被愛，都喜歡圓滿。

當我們學會把好處先給別人用，不只自己得到了分享的快樂，也得到別人先成功後給你的回饋。

你怎麼對待別人，未來一段時間後，別人也會怎麼對待你。

第二章

氣、能量與訊息

氣，是一種福報與生命力的顯現，是生命中真正跟著你走的資糧，就像是人體的生命或者人體的存款。存款越多，心想事成的能力就越強；存款越少，念頭生起時，產生的功率就越小，在現實中成真的時間就會比較長。

氣場是 Wi-Fi

朋友的表弟在大陸念中醫，他問我中醫是什麼。

「我將中醫視爲量子結構的醫學。」我這麼回答。

以現代語言來說，經絡是光纖，氣場是 Wi-Fi，細胞的振動、溫度跟頻率是不可見光。所以，中醫在我手裡是「調整不可見光的醫學」，而可見光的優點就是現代醫學。

先來聊聊氣場。

如果我們把氣場想成一種 Wi-Fi 的訊號範圍，當一個人處於好的狀態，他的 Wi-Fi 範圍也大，這個人就處於喜悅的狀態。

而當 Wi-Fi 範圍小的時候，就會失落與低潮。

這個 Wi-Fi 大小，取決於人體內經絡流動造成的電場與磁場。當經絡流動速度越快，如同水力發電一樣，產生的功率就越高，人就處於運勢好的狀態；

速度越慢，就處於低功率的狀態。

氣，是一種福報與生命力的顯現，是生命中眞正跟著你走的資糧，就像是人體的生命或者人體的存款。存款越多，心想事成的能力就越強；存款越少，念頭生起時，產生的功率就越小，在現實中成眞的時間就會比較長。

換句話說，當我們心想卻做不到，表示**氣的存款不足了**。

當氣的存款不足時，也會影響練功。有些朋友練功後會覺得頸椎痠痛、手痛、頭悶脹等，都是因爲氣的存款太少了。

還有一種是因爲**氣太滿導致生病**。這個部分跟存款無關，而是身體累積的疲勞、負能量與怨念，充滿在頭部與身體中，反而是負債。

也有一類是**覺得現在的自己完全沒有錯的地方，想法跟觀念都是對的**——這樣的想法也導致可以修正的空間與容納訊號的空間不見了。

存款不足則來自於**想的跟做的不一樣**，也就是生活得不開心，與內在潛意識不和諧；或者**做了讓人傷心的事**，而因爲能量共振，對別人做壞等於對自己做壞，終究會回到自己身上。

當你讓自己不好，也等於讓別人不好。所以幫助別人也要適度適量，以自己開心、扛得來、付出得來，不傷害自己、也不傷害他人爲大原則。

存款夠的時候，身體如同騰雲駕霧，有凝膠狀或者電流，全身通透清爽，判斷力正確。

完整的氣功，通透在於想法與心性，不在於外在。

高醫師養心教室

氣與瀕死經驗

我在陽明腦科學研究所上課時，聽到「瀕死經驗」，才了解：原來，瀕死經驗在全世界已經變成科學性的研究。（有興趣的朋友可以搜尋關鍵字「Near-Death Experience」，簡稱NDE。）

瀕死經驗比較常見的共通特徵就是：看到天堂的存在、看見通道、看見自己離開自己的身體等多種現象。

研究國外的相關論文之後，我也想透過氣的概念，來描述為什麼會有光明的通道、看見神，或者看見地獄、看見黑暗等現象。

若處於瀕死狀態時，氣的能量是高的，那麼高能量的氣會往上走，身體面臨死亡時，這股高能量的氣會優先保護腦部；而往上走的機制，透過督脈或腦脊髓液，由下經過枕骨大孔往上走，就會看見光，因為感光區在視神經交叉的地方。

如果身體面臨死亡時，能量是低的，氣就會沉著，往下走，從視神經交叉的地方往下移動，因此會產生由亮變暗的感受。

那麼，如何在瀕死時讓氣往上走？

還是老話一句，**多練氣**。

經絡是各種不同光纖的組合

以前，我認爲經絡就像一條光纖，後來發現經絡內其實也是許許多多不同體系的能量線共組而成，也可以說是各種不同的光纖組合在一起。

舉例來說，一樣都是肝經，還可以分成肝經經絡的分區，傳到不同的地方。

以下是我個人目前的心得。

耳膜的共振最終走到肺經，耳蝸也是肺經，所以耳膜積水應該處理肺氣。

耳動脈是肝經，耳靜脈也是肝經，所以暴聾（指突發性耳聾或急性失聰）的確是肝經的虛實之間。

耳殼是腎經，所以腎開竅於耳，與大部分的耳功能關係不大。但耳朵漂不漂亮，跟腎臟的確有關係了。

腦血管呢？我發現中大腦動脈連接大腸經，所以合谷穴的起合其實反映了中大腦的結構。

前大腦動脈，反映在膀胱經；後大腦與威利氏環（circle of Willis），則是連接到肝經。

女生的卵巢連接到肝經，子宮本體連接到腎經。

最有趣的是，心臟瓣膜的脈動連接到肺經。這樣看來，許多的疾病跟五臟六腑、九竅的關係，就會有更多有趣的變化了。

如果腦波就像Wi-Fi，會發出訊號引導，那麼呼吸就像氧氣的電子傳遞鏈，會引發能量階層，產生電位差。

而經絡，則因爲電位差打開離子通道，形成電子流。

大多數的治療停留在這個層次，有效，但可能比較慢。

當電子流形成快速的流動時，便產生了磁場，體內就開始出現氣感。氣感就是流動感，電電痲痲的感覺，就是電磁螺旋。

以前，我使用的方式是透過電子流，現在則是引導形成電磁場，磁場就會跟手掌產生吸力或斥力。

最終，人體還是回歸古典物理與量子物理的內涵。

所以，針灸灌氣是讓 Wi-Fi 信號去擴展光纖訊號，針灸擺位是讓光纖訊號排列整齊，有利於傳導。不可見光的折射、繞射、反射，就是因果業障影響思考模式跟想法，可見光的折射、繞射、反射就是身體眞實的受傷。

古典物理把它微分成不同的小封包時，就產生了連續性的量子物理狀態，中醫就是擅長微分的醫學。

舉例來說，同樣是頭痛或意識昏迷，古典物理會去調整頸內動脈、頸椎、頭骨，而量子物理的角度是調整病人散發的生物輻射的溫度與角度，這也正是我採用的手法。因此，如果有其他醫師意圖用藥理生理來解讀，很容易陷入混亂狀態；但如果懂得我的思考切入模式，是可以隨意修改、拆解成另一套模式，然後用更精確的藥理生理來體會，成爲自己的一套方法。

氣逆

中醫古書上常會提到氣逆（厥逆），到底是什麼呢？

對於會氣功看診的醫生來說，他可以感受患者病灶的能量動態。

正常來講，氣應該是順順的、柔柔的、春春的；異常就是逆著走、不順、不柔、剛或硬，或者不動。

逆著走的，就叫作「氣逆」。

那麼，一般人感覺得到氣逆嗎？

在診間，許多人常告訴我他們覺得胸悶。

胸悶，就是氣要降卻降不下去，會感覺到氣被悶住，這就是氣逆。

又如胃部的氣該往下走，結果卻往上走，變成胃食道逆流，也是氣逆。

癲癇，則是氣該往上去，卻往下走，都是氣逆。

對自己發射幸福的訊號

我曾經學過「心易」。

所謂的心易，就是**將身邊觀察到的訊息，解讀成卦象**。

說是卦象，其實就是大數據分析的濃縮版本。

所以，一個數字、一個言語、一個微笑、一個聲響，都是訊息。

而如何分析這些訊息，並爲己所用，就是「易」。

「易」不是求神問卜的占卜學說，而是踏踏實實的資料分析結構。

如果，我們把身體想成每個細胞都像原子、電子一般振動，那麼，你是一個實體，也是一種波。你不斷在釋放訊號，而你身邊的環境，每一個環節，也都在釋放這些波的訊號。

波跟波形成的節點，就是穴位、啓發點、觸動點，萬事萬物都是用這些看不見的波在互相影響、振動著。

每個念頭也都是光電訊號，我們彼此間也都在互相影響著。差別只在於，感不感受得到跟舒不舒服而已。

看到這一點後，在治療一些特殊患者時，我會去感受對方幸福的能量，如果有打到重點，能量就會和諧舒展。

而發現問題點之後，只要對著自己的身體說：「對不起，我會改正這個現象。」身體馬上就會進入修復狀態。

以口角炎為例，當測到的答案是「太貪吃」時，就摸著口角說：「我會修正我貪吃的習慣。」口角就會進入修復狀態。

又如失眠，有朋友測出來是「包容性太強，引起身體失去平衡」，那麼就對自己說：「我會調整我包容性太強的缺點。」馬上就覺得心情輕鬆。

我當然也有幫自己測，測出來是「用腦過度，一直在想怎麼處理別人的問題，造成我頭部的經絡閉塞」。於是，我摸著我的頭說：「我會修正這個行為。」

每個人的情況不盡相同，有人是太想要有被動收入，導致生病、批判性太強，還有人是逃避婚姻……很多不同種類的答案，每個人要面對的事情都不一樣。

有些人天線比較敏感，也許學得會，就摸著自己的身體或頭部，問自己：「我的某個現象是因爲這個原因嗎？」如果不是，能量反應就會弱；如果是，反應就會變強。

反應強可能會造成手麻、膨脹感，或者其他各種形式的訊息。

若想改正，就對自己說：「我會改正這個行爲。」

此時，**如果有鬆柔通透、春暖花開的感受，就是幸福的訊號了，代表你的身體開始進入修復狀態。**

高醫師養心教室

道法自然

跟學長姊聊天，談到醫生的角色時，發現最容易卡住的其實不在於治療，而在於感受到患者的訊號。

這個時候，靜坐就有一定的幫助。

在靜定中，我們可以感受到一些細微的訊號，覺察別人覺察不到的訊號，如果懂得使用，就會成為專家。

不管是科學領域、茶道、武道、氣象……都是藉由觀察、感受自然界特殊的現象結構，將自己覺察到但別人覺察不到的善加利用，也就是古人說的「格物致知」。

所謂「道法自然」，**心悟**也是無法取代的。

灌氣，是在進行細胞溝通

有對夫妻來針灸，太太說：「高醫師，爲什麼我都沒有氣在走的感覺，但我先生卻說他可以感覺到氣走到末梢。怎麼辦，我是不是麻瓜？」

於是，我灌給她較強版本的氣。

「有感覺了！覺得氣從脊椎一直熱到頭去。」做太太的好像發現新大陸般說著。

灌氣，或者開藥讓藥氣在身體內走的目的，是讓該驅動的馬達（身體）重新開始運作。有點像武術的**聽勁**（類似預知的感知能力），感受到身體不運作之處，然後刺激關鍵處，讓身體恢復運轉。

說得更深入些，是用生物動能幫人做到細胞溝通的橋梁，目標是突破無法溝通的閾值；一旦打破，患者的訊號就會開始交換，促進生長。

所以醫生的生命能量越高，促進的動能就越高。

我在針灸時灌氣的步驟是，從最溫和的氣開始灌。除非病情很重，不然，可以達到治療通暢溫暖的效果，當然溫和的最好！

越強的氣有時候會有不平衡的問題，比如氣太滿會睡不著、心悸等，但有時為了救急，不得不這樣用。

研究到現在，我目前領悟到的氣有六種版本：溫和版本、陰陽版本、化煞版本、開光版本、回陽版本，以及治尿毒的版本。

有位伯伯在跌倒後突然像失智了一樣，被家人帶來。我一看，伯伯的眼神空洞，也就是所謂的「失魂」。在道家的系統裡，認為有「三魂」的結構：三魂獲得正能量就是「魂」，獲得負能量就變「三尸」，會引導人們去做很奇怪的事情。

於是，我從命門穴的地方灌氣，讓整個腦脊髓液的脈動活化，活化以後腦室的地方就會開始吸氣，我再利用這個吸的能量，把失去的魂「吸」回來。

人的細胞原本就會呼吸，呼吸的時候產生離子通道跟蛋白質通道帶電荷在運送產物，狀態好的時候效率很高，就會產生生物電流，我所謂的吸，就是這種狀態。

我們可以輕易從**眼神**知道，這個人現在是不是他自己。所以靈修或很多的修行方法眞的是有點風險，做自己跟了解自己是誰，有時候滿困難的。

除了與細胞溝通，我發現中脈、道家跟佛家也有與宇宙溝通的方式。

我的體會是，中脈不能用人體內的循環來解釋。中脈是身體內經脈打通以後，跟整個宇宙共鳴的一個管道，不能說在內或在外，所以稱爲中脈。

道家的水、火、風三條路線，練到後來也是跟大自然共鳴，合而爲一。

至於佛家的種子字，在道家也有類似的結構，我認爲這個比較像是神經核的延伸，到最後都是相通的。

高醫師養心教室

修改人生藍圖

灌氣時，有些人一次就大幅度改善，有些人即使接收到很強的能量，也只改善一點點。

主要原因在於，如果這個症狀對於你人生的課題有明顯助益，它就會轉輕微，讓你可以承受，但不會消失。

如果課題走完了，氣一掃，症狀就不見了。

每個人都還是有差異。這樣子其實也很公平，因為該學的還是要學喔！

很多人問我如何修改人生的藍圖？

說真的，我也沒有標準答案。

基本上，我自己是遵守以下這幾個大原則，也提供給各位讀者參考。

①愛人與溫暖。

②己所不欲，勿施於人。

③護國祐民，做事以不讓人說閒話為原則。

④玄妙之事。

這幾個是我看到的準則，每個人不一樣，比如我這個模式要在現今社會中打滾不容易，也會受傷，但我還是喜歡這樣走。你也可以找到自己的準則，在自己的準則當中學習。

人體好似電路板

我發現許多事物都是類似的，就像我因緣際會開始研究電路板，從電路圖的設計、洗板子、萬用電表測試到多層電路板設計，讓我體會到人體好像也是這樣。

大腦的新皮質可以分爲六層，各有不同的迴路跟通路，其實跟ＩＣ設計很像。

各個穴道就是各個通路的連接孔，不同的配穴，配出來的電壓會不一樣，所以不是單一通路的概念，而是穿插搭配的概念。

中醫嘗試用各種不同的程式語言，要輸入這些穴道的運作開關，產生各種不同的門派心法，目的就是要透過一個模式執行，讓人體短路的地方重新恢復電壓電阻。

針灸針就是ＤＩＰ有腳的模組，針炙貼片就是ＳＭＤ貼片式的模組。

頭皮針可能因爲大腦皮質與細胞分層比較複雜的關係，運作執行的層次感更多元，有時也會超出我們的掌握。而體針可能就是透過痛、觸、溫、壓四種受器的感受傳到腦部，形成不一樣的訊號傳遞。

我的針法比較像是，透過相同的模組，給予不同時頻的交流電，所產生的變化。

經歷許多失敗案例後，我研究出把人體做成電容（編按：在電路學裡，單位電壓儲存電荷的能力，稱爲電容〔capacitance〕）的狀態。

以前我會把人體做成高電壓狀態，這個方法對很多人都滿有效的，比起做成高電流的狀態，高電壓較不會上火。但還不是很完整，對於許多困難疾病都只能控制或舒緩，我希望未來可以做到讓病人好了就是好了，做到眞正的臟腑年輕化。

我也不斷在看診當中調整自己的狀態。比如，胸口突然卡住了怎麼辦，突然經絡沒力了怎麼辦？還有，肚子餓了怎麼辦？這些狀況在中醫的針灸、把脈，甚至開藥過程中，都有可能突然出現。

我知道身體在看診中發生了一些事，但是，爲什麼會這樣呢？

後來，體會到了溫血動物的重要性。大自然給你產生溫度的天然機制，這是得天獨厚的禮物，所有的進階都從「溫度」開始。

溫血動物的紅血球裡面有鐵，鐵是個金屬元素，所以有辦法吸電、吸磁。鐵有磁力，有磁力才可以產生電力。我們會覺得刺刺麻麻的，這個感覺就是電；而你有感到吸力的感覺，就是磁。

如果我們沒有紅血球，可能不會有電、有磁。溫血動物的重要性就在這裡。

三種氣感

自從第一本拙作《養氣》出版後，我在臉書成立了養氣社團，為讀者解惑。其中，非常多讀者問到，練氣功時手會麻麻的，OK嗎？

這就是氣感。

氣感可分為三種，一種是刺麻感，再來就是吸力感和排斥感。

刺麻感是電力，而排斥跟吸力則是磁力。

所謂的磁力，就是你的電流在擾動的時候產生出磁力！

人體，就是電子流跟磁力在影響著我們。

講到電，我們周遭的電線桿、變壓器，或者是一些磁場金屬產物，都會影響身體的電流。木造的屋子最好，因為它不會干擾我們身上的電流。

刺麻感OK，排斥感也OK，視個人情況有所不同。

那麼，怎樣的氣感最好呢？
就是有著如沐春風的舒服吸力感。
這的確需要長期練習，沒有練到這個境界的朋友，請不必急喔！

補與瀉

過去在針灸時，我常疑惑：爲什麼明明一個人的氣滿了，氣色卻仍然不好？原來是沒有調整到經絡內的清濁比例。微調清氣跟濁氣的比例，就可以調整人的氣色。例如，高血壓或頭部循環差所引起的面紅赤，經過一、兩次調清濁的手法後，面色就可以回復。

我也常常調整自己體內的清濁度，發現隨著體內的清氣密度增加到一定程度，體內的腺體跟經絡產生了實體的連結，走路會快很多，同時伴隨著輕飄飄的感覺，身體的沉重感明顯減少。

在認知清氣與濁氣後，也體會到補與瀉是兩種不同的系統。身體的補法，會把一些濁氣排往經絡之外，而經絡與經絡之間的空間，就變成這些濁氣累積的地方。

知曉這一點後，我也恍然大悟：以前我不解爲什麼經絡暢通了，患者的症狀仍然還在；現在明白，若肌肉組織排列整齊後仍然有症狀，那是因爲肌束與肌束間的空間充滿看不見的濁氣（或暗物質），而當我把這層濁氣拿掉，身體便會好轉。

這樣的看見，啓發了我許多。原本我認爲經絡中的補瀉，是同一種屬性道路，後來才發現補與瀉，是屬於不同的道路。

我們可以在日常生活中，使用這一個看見。

例如，今天我們到了能量非常好的地方，就要把這個好氣採進來，稱爲補法。所以，把氣引進身體叫作補，就是要補自己，這叫補；然後，我還要把濁氣排出去，這叫瀉。（作者注：《養氣》中的天椿，第一步是太陽把我們的濁氣吸走，這就是瀉；第二步是太陽給我們能量，這就是補。）

高醫師養心教室

這個情況，不需要靜坐

我遇過一個案例很有趣。患者的卵巢不定期出血，我把了她的脈後，告訴她：「妳這個不是病，是因為人太High了，所以妳靜不下來。」

「那我需要去靜坐嗎？」患者問。

有時候，開心喜悅的能量太強，就會變成心火太旺，引起卵巢不定期出血。

此時，是不需要靜坐的。

靜坐的目的是找回內在的祥和與安定感，還有由內而外的喜悅。如果已經有了，反而要讓這樣的高動能有個出口。讓熱情有出口，才能調和，調和後才會自然地放鬆，進入寧靜狀態。

保護病人也保護自己的方法

許多患者問我，爲什麼我下針都下在腰臀部？其實這是累積了許多臨床經驗，加上我針灸的切入觀點與一般臨床醫師不同所致。

早期爲了避開病氣的干擾，我不斷研究如何在針灸時保護自己；後來發現如果先下針在命門穴附近，產生的磁場最穩定，比較不會讓下針者傷到心臟，於是開始分享這組用針的法則（圖2-1）。

另一個原因在於，對我來說，針灸針不是調整筋膜、結構或補瀉的工具，而是一個天線，是把我想灌入的訊息輸入人體的媒介。

加上腰臀部的氣流量大，膀胱經與肺經相通，肺朝百脈，如果腎俞穴下得好，大多數的脈都走得到。

環跳穴兩側用得好，下肢的氣血可以全開，膽經又與心經通，人體最重要的中正之官還有君主之官也保護到了。（一般來說，我會下四針，也就是患者

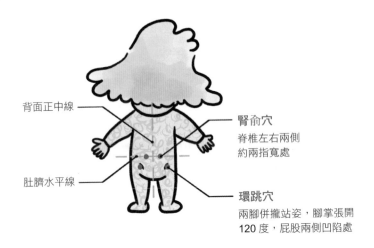

圖 2-1：腎俞穴、環跳穴

常說的「臀部四針」，特殊因素則會視病患情況而定。）

根據我臨床的結果，只要結構沒有壞，大部分病都可以好轉，因此我才演變成現在這樣的用針法則。我發現，接下來我只需要認眞練氣，觀察我的心，隨順患者的動態表現去處理就好。雖然不能盡癒諸病，至少腦力的負擔會減輕許多。

我的診間有達摩木雕，好奇心比較強的患者看了，會問我爲什麼要放達摩而不是其他尊像。

達摩，具有開啓智慧的功能，我也從中體會到什麼是藥氣的五行不完整。

藥的能量可以治病，但是耐不耐服用，吃一、兩個月會不會讓人越來越穩定？就需要五行均衡的藥物。

過去我有這樣的觀念，但臨床上無法做到，因爲要讓脈的五層走法流動均等，相當不容易；直到我的五行越來越均衡之後，我才體會到原來過去開藥的弱點在於五行不夠均衡。

當人體走五行均衡的氣時，人的脈動、氣感會很舒服、很穩定。因此，也可以靠摸脈，就知道人體內臟的情況。

我的經驗是，想感測人體內臟的時候，指下的觸覺敏感度也會增加。但是敏感度開得越大，腦力消耗就越多，所以要自己衡量怎麼使用。這也是一種均衡，以免越看病，醫師自己的身體越差。

越重的疾病，負能量反彈就越大，我很常協助中醫同道解除看診時的反彈內傷，深知這種災難發生於不知不覺之間。

最常出現的就是看診完突然頭暈，其次是胸中突然感到緊縮，兩者都是心

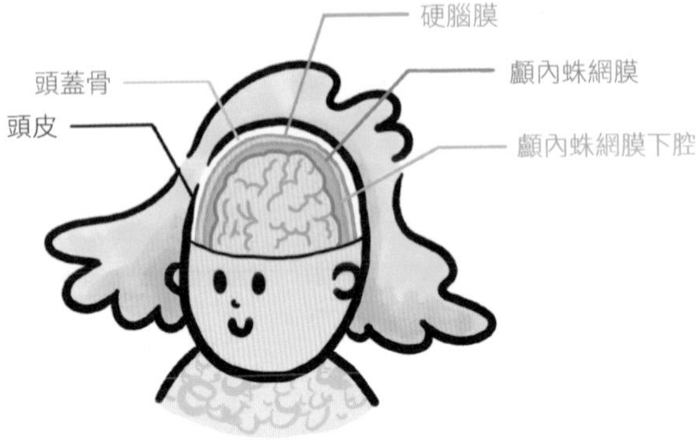

圖 2-2：顱內蛛網膜下腔位置圖

包經受傷了；再來就是四肢突然無力，這個是三焦經受傷了。

如果遇到這類狀況，請先雙手泡熱水，或者摩擦，讓它溫熱，接著雙手摸著自己的頭皮，藉此感受顱內蛛網膜下腔的流動。讓這個流動通暢，就可以解開了（圖2-2）。

這個方法，同樣適用於任何助人工作者。

第三章

養心三法：
協調腦波法、能量更強的站樁法、以指領氣法

完整的氣功，通透在於想法與心性，不在於外在。
練氣功是為了幸福與認識內在而練。
請別用不成熟的氣去療癒你的身體，只有溫潤幸福的氣，才有辦法鬆柔通透與連接。

沒電時，別急著練功

自從拙作《養氣》出版後，感謝各大媒體的喜愛，上了不少通告推廣天椿、地椿，也辦了線上與線下的講座，發現許多讀者仍舊不清楚什麼是「氣感」和「觀想」。

在此再說明一次。

所謂的氣感，就是身體覺得有東西涼涼的、熱熱的或痲痲的，在浮動、飄動、流動、滑動，看不見也摸不著，那個就是氣感。

至於觀想，是想像一個東西，然後想著它。觀想後如果產生氣感，就會變成「觀察」氣感；觀想也可能想著想著，但什麼都沒有發生。

而觀察則是去觀察身體內的感受，這個跟觀想不一樣。

生病或疲勞時練功，本來就不容易練。「功」就像電池一樣，你沒電了再去練，效果本來就不好；而身體沒電了，最大的修補就是休息、放鬆跟睡覺。

練功後感到不舒服，不是功法不對或練錯，這都沒什麼關係，是身體本來就沒電了；沒電的電池，硬要它去治療身體，本來就會不舒服。

所以平常日積月累很重要。很多人都想靠練功快速讓身體生龍活虎，對初學者來說是做不到的。所以不要急，**當你每天早上起床會笑了，跟人說話會笑了，就代表你的功力增加了，跟氣感強不強沒什麼關係。**

腦波開，能量足

每個穴道都有一種個性，若是這個個性能量不圓滿，就會導致暈眩、緊張。

當我們的上半身跟下半身分離時，焦慮、躁鬱、憂鬱都可能會出現。憂鬱是能量降到比較低，因此大腦沒辦法正常思考，聽到任何事情都會解讀成負面。如果腦波比較輕鬆、腦波開了的人，所有的負面都有辦法轉成正向，因爲DNA轉運就是正向的。

很多人學站樁學不起來，或者覺得運勢不佳，請不要怪自己，這是能量的關係！

這個時候，該怎麼辦呢？

有句話說：「一運、二命、三風水。」我學過風水，發現原來有些人的能量天生較低，所以才會有靠風水來調整的說法。

比如，住在好的地方，這個地方的能量場好，就可以修正我能量低的不足！睡在這裡、住在這裡，這個好的磁場會一直跟我進行交流，就會幫我拉高能量。所以，負面的情緒此時就變成正向，判斷就會因此提升、變好，也因爲這樣，我的判斷就更能有益於他人！所以，找好的風水、好的地理、好的朋友是很重要的！

以前我會覺得，**待人應該就要一視同仁或是沒有分別心，其實這個理解也是顛倒的。這是腦波全開的人的心得，但一般人的狀態還沒到，就是做不來，不能這樣做！**

這是階段的不同：腦波還沒開的時候，能量轉運就是到不了！**能量到不了那個位置，你所做出來的一切就都是假的！**

也就是說，明明討厭A的貪心，可是又覺得應該要用愛對待A，不該因此討厭他，於是每次看到A時，就告訴自己：我不能討厭他！

這樣做，能量就是沒開。

但能量開的時候，就能了解背後的原因。例如經過催眠看到A小時候原來被遺棄過，也可能兩到三個禮拜沒有好好吃過一頓飯，所以A的內在空虛感跟匱乏感非常強烈，變得只要有東西就會想要！

這時就因爲了解而產生愛，也就可以用愛對待A了。

我們常說命運、命運，那麼，什麼是命，怎樣又是運呢？

我遇過一個案例，案主出生在第二次世界大戰，大人每天躲在防空洞裡，就把剛出生不久的他放著，沒空照顧他！國民政府撤退來臺時，他拚了命趕上軍車，也一起來到臺灣，因爲他知道：一定得趕上車才能活命，命也才是自己的；若趕不上車，那就是你的命了……因此，內心的匱乏感非常地嚴重。

至於什麼叫作「運」呢？運就是出生的時候，這個星球的能量定位，輻射過來的就是同頻共振；或者你就是處於能量較高的狀態，比如好的能量較多、壞的能量較少（沒有人是十全十美的），便會出生在大富大貴的人家！

位處於中間的，就是好壞頻率差異很大，便屬於中等；至於惡的能量壓抑善的能量最多、轉換的能量最少，這就是最爛的命！

很多人說：「不要相信命運，命運是可以自己創造的！」我認爲，這句話也是對腦波開的人講的。

如果腦波、能量場沒有全開，遇到事情時通常不易轉化。

你怎麼會要求一個打工的人月收入要達到三百萬元？很明顯，他連下一餐在哪裡都不曉得！這就是能量沒開。

又例如夫妻面臨離婚的狀況，當你認眞好好回想當初兩人的心還是在一起的情景，內心就會湧現出感恩，不會感覺到分離。當感恩心出來之後，自然而然就會看到對方的甜美或帥氣；而看到美的時候，能量場就出來了，就不會離婚了。

你的心情決定你的能量！能量出來之後，行爲與想法就統統不一樣了。

若是對方也這樣回想，是不是也會這樣對你，怎麼會離得掉?!

當其中一方處於分離感強、能量低的狀態時，心裡就會覺得：我們都累了，對彼此很失望，甚至絕望。能量低就是分散，氣聚會增長，氣散則會分離、分裂、降解！

化學有還原跟氧化反應，這裡的「**氣聚**」，可以解釋成**還原反應**，「**氣散**」則是**氧化**，氧化就是燒掉了、崩壞了！「**降解**」的意思則是**從大分子變小分子，從A變成B**。

祝福讀者朋友在心情不佳、能量下降時，都能想到這一篇，回到初心，讓氣聚代替氣散。

感恩！

高醫師養心教室

方正最佳

以風水而言，選擇房子最好是方方正正的格局，不要有稜有角的。例如住三角窗的房子，就容易跟家人吵架。

能量感受不舒服？用這段話來協調腦波

「高醫師，我前天被客戶誤會，老闆卻要我忍下來，到現在我還是覺得很不舒服！」

「高醫師，最近事情非常多，還有LINE跟信箱訊息回不完，覺得能量被拉下來了。心好累，怎麼辦？」

我看診時，常會聽到患者的心事，很多時候是雙方意見不同，衝突場面有大有小，經常讓人覺得被傷害，受到很大的委屈，「對方怎麼這麼過分？」不論是與人意見不合，或者是莫名的情緒，都會讓我們感到能量不舒服。

我也會遇到喔！

話說我有一天早上起床，手機立刻叮叮咚咚，傳來各式各樣求助、掛號的訊息，同時，也有一些令人比較不舒服的能量出現。

我用了過去所學的方法都化解不開，突然想起了學習催眠時的祝禱詞。

於是，我靜心念著：

「我是高堯楷，我邀請宇宙中至善至美的能量爲我做主，我身上不屬於我的能量或者不屬於我的業力，請你離開。」

瞬間，身體裡許多排不掉的負擔打開了。

此時，我感受到還有一些穴道跟脈輪仍然是混濁的，於是繼續禱告：「如果是屬於我的業力或者負能量，請這至高至善至美的能量爲我轉化。」

說完這句話之後，頭跟頭頂一股混濁的磁場就消失了！

身體總算輕鬆多了，我再度禱告：「願此功德以最適當的方式迴向出去，讓一切身心靈皆得自在安穩。」

你也可以請你信仰的神來協助，例如佛陀、耶穌、阿拉……都可以喔！

這是一個適合我的協調腦波方式，也與讀者朋友分享。

高醫師養心教室

從腦、眼、膚的狀態，可觀察能量是否提升

古代的中醫，要學的不只是醫術，而是「山、醫、命、相、卜」都要學習。

（編按：山是指修練的方法，醫是醫學，命是命理，相是面相／手相術，卜是占卜。）

臨床上，我也發現從腦部、眼神及皮膚的狀態，可以判斷病人的能量。

腦的部分是指人的思緒狀況，最好的驗證方式就是：原本腦部很亂，覺得煩躁、生氣、想不開，如果訊號通透了，這種感覺就會消失，人會重新感受到放鬆與喜悅，代表身體的負能量被代謝掉了。

再來，還可以通過眼神來驗證。眼神如果從混濁、凶凶的，變得清澈柔和，也就是負能量代謝了。

第三個驗證是看皮膚。如果下針前皮膚乾燥無華也不亮，下針後皮膚變好、變亮、變白、變得有彈性，都是往好的方向走。

能量更強的站樁法

「眼觀鼻、鼻觀心」這個動作，可以讓大腦鐮與小腦鐮組織當中的結構更舒暢！而舌頂上顎可以讓肩胛、肩膀跟舌頭的經絡打開，加上橫向呼吸法，讓身體更有氣感。

啓動眼循環

你一定聽過「眼觀鼻、鼻觀心」這句話。

以前，我以爲這句口訣只是靜心及讓注意力集中的方法。

有一次，我與學長趙哲暘醫師討論功法時發現，「眼觀鼻、鼻觀心」更是一種協調肌肉的動作。在練功時加上這個動作，不但可以集中注意力，更重要的是**眼睛會被經絡按摩到**，啓動眼循環（圖3-1）。

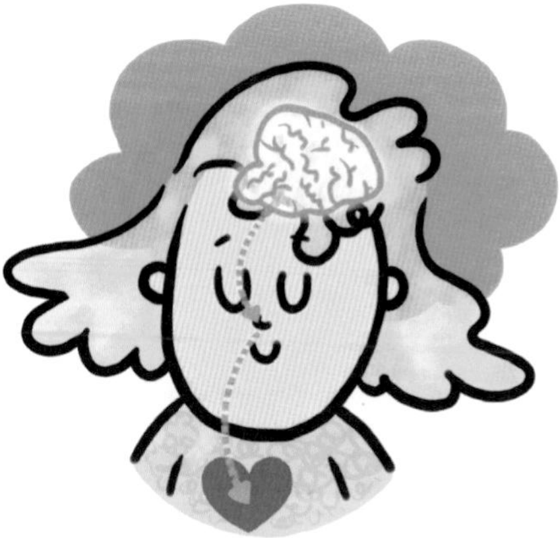

圖 3-1：眼觀鼻、鼻觀心

我們正常站立時，眼睛通常只直視前方，這麼一來，氣會走到兩邊。因此，我們要眼觀鼻，讓眼神往中間集中。

當眼神集中的時候，氣就會走入中間——這就是眼觀鼻、鼻觀心的用意。

開肩膀經絡

學氣功時，常會要求「舌頂上顎」，可接通任督二脈。

或許你知道這件事，而更完整的答案是：我們的舌頭有「肩胛舌骨

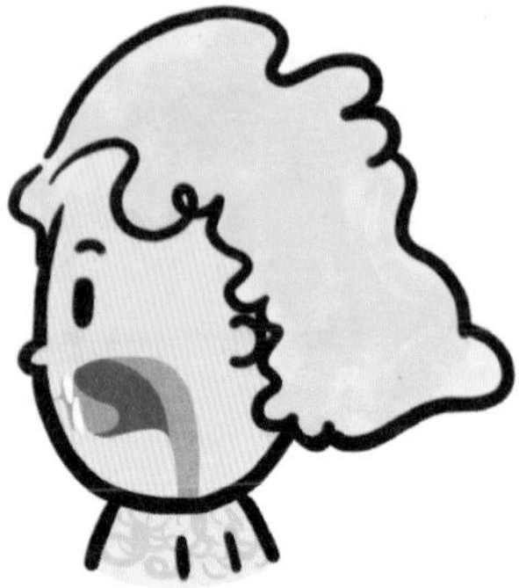

圖 3-2：舌頂上顎

肌」，位於此的舌骨跟肩胛是相連的，當我們舌頂上顎時，缺盆穴和肩井穴這兩個穴道會被打開，氣才降得下來，而不會一骨碌地上到腦部（圖3-2）。

帶來氣感的橫向呼吸法

我們的身體需要氧氣，因此在練功時，呼吸的方式也就特別重要。

一般來說，最常聽到腹式呼吸，這個方式，氣是由上而下的。

本書的呼吸法則是橫向的。

從人體的結構來看，呼吸時，橫膈膜在收縮，肋骨在開張，是橫向運

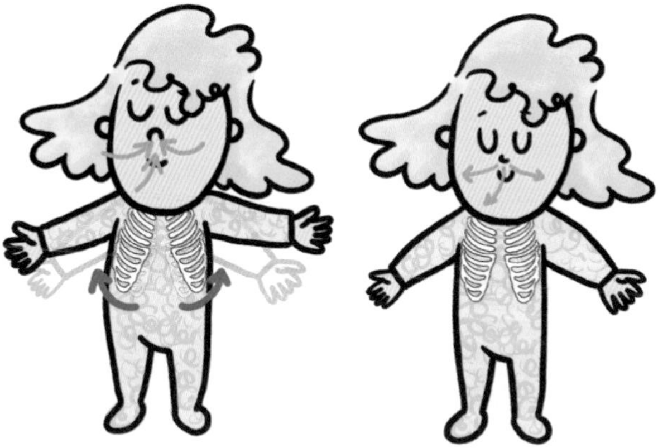

圖 3-3：橫向呼吸法

動，而不是上下的運動。

呼吸時若只有上下運動，不容易有氣感，左右運動時，氣感較強！

所以呼吸時，我們可以想像肋骨吸氣時往左右開，吐氣時往內縮，增加氣感，讓能量場提升（圖3-3）！

能量更強的站樁法，開始！

在《養氣》中，我結合了NLP及過去自己練氣功近二十年的精華，提煉出「天樁」「地樁」兩種練氣站樁法。

現在，就讓我們一起進行能量更強的站樁法。

招式一樣是天樁和地樁。在進行時，請一邊做天樁（地樁），一邊做眼觀鼻、鼻觀心、舌頂上顎，加上橫向呼吸。

複習一下天樁

從十指末梢加上足趾末梢吸氣入丹田，接著吐氣時從丹田往十指末梢、足趾末梢送出，排出穢氣。

天樁的詳細功法及說明，請見拙作《養氣》。

加碼：模擬骨盆腔呼吸法

練熟上述招式後，可再加入「模擬骨盆腔呼吸法」（圖3-4）。

一般在採氣時，會使用丹田採氣、腹式採氣、肚臍採氣等方法，都是用意念的方式進行，氣感的增加速度比較慢。

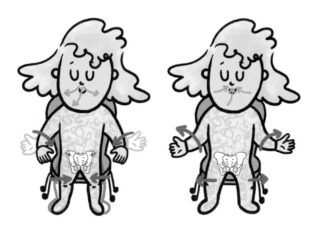

圖 3-4：骨盆腔呼吸

而骨盆腔呼吸法，會使下丹田的氣很快就開展，會陰部、肛門很快就會有感覺，經絡也會更快活化。

方法

雙腳張開與肩同寬（坐或站均可）。以雙手模擬骨盆腔，吸氣時雙手輕輕慢慢地往外打開，感覺臀部（骨盆腔）往外張；呼氣時雙手輕輕慢慢地縮回來，感覺骨盆腔往內縮。

時長

每日做一至兩分鐘即可。氣感強的人只要感受到氣感就可以停止，不一定要持續做一分鐘。

以指領氣法

做完天椿，請想像太陽的能量從你的手指頭吸到手掌。當氣吸進來以後，就把手搓一搓，想要氣照顧到身上的何處，就將手放在那個地方。接著可以再次重複以上的動作，多吸幾次、搓一下手，再照顧身上其他的器官（圖3-5）。

以指領氣的優點是，將能量變得更細膩，之後，收功就更快了！

前置動作

天椿練完，先不收功。

- **動作①：**雙手朝天。

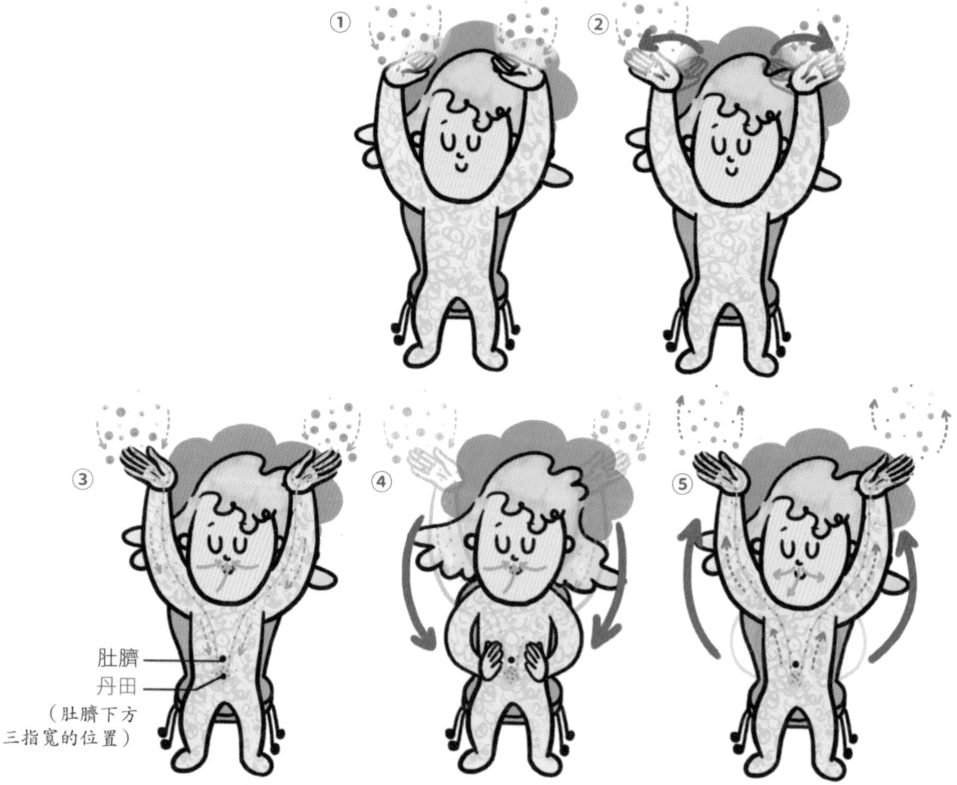

圖 3-5：以指領氣法

‧**動作②：**雙手向外展開，感覺太陽的能量從指尖進入手掌。當氣從指頭進來時，指尖就會有麻麻的感覺。

‧**動作③：**感覺氣進入丹田。

‧**動作④：**吸氣時，從手指進氣入丹田。

‧**動作⑤：**吐氣時，從丹田出手指，感覺氣從十個指尖出去。

注①：以指領氣可做三次循環，感受氣的流動。

注②：動作完成後，雙手搓八下，再將雙手放在想保養的地方（如眼睛、腎……），作為收功。

任督二脈四層次，為幸福而練！

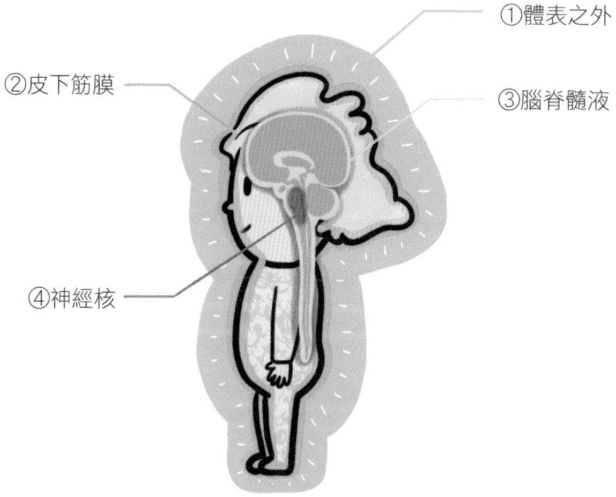

圖 3-6：任督脈四個層次

我在看診時遇到好幾個案例，都是因爲任督二脈的光纖跳電導致的。比如月經週期失調、甲狀腺出問題，以及骨架疲軟無力的狀態，還有好幾例是在右小腹出現硬塊，我認爲這都是帶脈的光纖失調造成的。

臨床上，我將任督脈分成四個層次（圖 3-6）。

第一個層次：走在體表之外（如乙太體、星光體……），也是大部分練功有感的路徑。這個地方打開後，鼻子會特別通暢，頭腦清爽。

第二個層次：走在皮下。走入皮下的任督二脈暢通，人的皮膜都會特別通透明亮，除非你的內臟出現異常的結構。練功者可以進入這個階段就算很厲害了。（來到這個層次，皮膚、頭皮會變年輕。）

第三個層次：走入腦脊髓液的範圍，此時很有機會開發出一些超越人體常態的功能。（到了這個層次，腦脊髓液會流動，並提供神經營養。）

第四個層次：走入腦髓的神經核等細小結構。在這個層次，可以用心感知自己的次元，爲什麼會起了這個想法、念頭等等，逐一地觀察。（氣走到神經核內，同時，神經也會與宇宙連結。）

＊　＊　＊

回過頭來看種種禪定或者靜坐的境界，其實說穿了，就是經脈光纖走到哪一個階段，走到哪一個細膩度。

從以上的結構來看，當一個人生病時的光纖走在第二個層次，就會有月經失調、甲狀腺異常等；若是第三個層次的任督光纖生病，就會看到跟腦膜、硬腦膜有關的疾病；至於第四個層次的光纖出問題，便會出現神智上的異常了。

但是說實在的，爲什麼有些人發病在甲狀腺，有些人發病在腦下垂體，有些人發病在卵巢呢？

以我目前所認知的身體結構，還無法完全明白人體發病的部位，無法如實（還沒辦法找到眞理）。

門診時，患者常問我生病如何預防，回家可以做些什麼？

從臨床經驗來看，我覺得老天爺要你躺著不動的時候，你想站也站不起來。比如昨天還好好的，今天怎麼突然就不行了？

我相信人體有大小韻律鐘，但如何運用這個韻律鐘，了解生命週期與生命長短，百分之百準確預測病發於何處，我還需要再學習。

另外，有人說練氣功會越練越緊繃，這種說法我不反對，因爲這的確是想要把氣功練強的人的通病。

心法入手不正確，練出來的氣就不正確。

所以我一再強調，練氣功是爲了幸福與認識內在而練。

觀看內在與幸福核心的氣功，練出來的皮膚光滑有彈性，筋膜也會滑順，而天椿與地椿就是幫你把身體負能量排掉的方法，不要讓你的雜氣在體內亂走亂竄，造成身體的傷害加重。

請別用不成熟的氣去療癒你的身體，只有溫潤幸福的氣，才有辦法鬆柔通透與連接。

第四章

每個穴道都有自己的個性

中醫的穴位命名法，有很高的訊息層次在其中，本章精選六個穴道一一介紹，平日也可多按摩這些穴道。

穴道與意念投射

一位婦女來看診，順道提及自己的事業運不好，簽不到合約。

聽著聽著，我幫她把在頭部的穴位——本神穴、通天穴、承光穴都疏通開來。

回診時，我看到她的額頭整個變明亮。

「是不是比較順了啊？」我問。

患者點頭說是。

本神穴主要調控人的想法，如果瘀塞住，就會冥頑不靈。

通天穴掌管資訊的輸出，若封閉住，意念投射力就會變弱。

承光穴掌管資訊的下載，不流暢就會缺少靈感，靈機一動的機會就少。

我使用內功把這些穴道鬆開，大腦靈光了，運勢就順了。

說到內功，我真心覺得中醫師的養成，一開始要先學習內功。

內功是指靜坐跟氣功。

在靜中，才能覺察自己要的到底是什麼。

覺察自己的心理狀態非常重要。

大部分的人都不認識自己的心理狀態，所以才想要學別人的心理狀態。

以前，我們常被教育要看偉人傳記，希望知道偉人是怎麼做到的。

但是，其實每個人都不同，端看**能量結構**。

你的能量結構如何，就會做出**符合能量結構的判斷**。

例如，賈伯斯身邊的人這麼多，但是在他走了之後，有人可以取代他的思維模式嗎？

沒有！因爲能量結構就是不一樣。

由於每個人的能量結構不同，我們雖然模仿不來別人，卻可以在自己的能量結構上進行**改良和優化**。

小時候，我也是把車庫創業的故事當眞，在了解能量結構之後，才明白，今天就算不是在車庫，而是直接把車庫創業主送到臺灣銀行總部，他也一樣會創業成功，因為他**本來就會成功**！

當模式是對的，能量就是對的！思考與能量都比別人高，前瞻性也比別人好，很自然在到達定位、定點的時候，就是會做出成績來。

換句話說，這些成功人士本身就是**能量高層**，所以不論做什麼，都不會出現雜七雜八的狀況，成功機率也非常高。

我曾經從前藏醫院院長達哇醫師（編按：曾任達賴喇嘛尊者醫師）那裡聽到，以前藏醫的養成，要閉關兩年，修很多佛法，才能開始學習醫學。這也是一種內功。其實不論是誰，學習靜坐和氣功，都可以在情緒來時，想像自己是愛的話，我要怎麼做，以此來內化，提升能量結構。

穴位名稱內含高訊息

中醫的穴位命名法，有很高的訊息層次在其中，以下精選六個穴道一一介

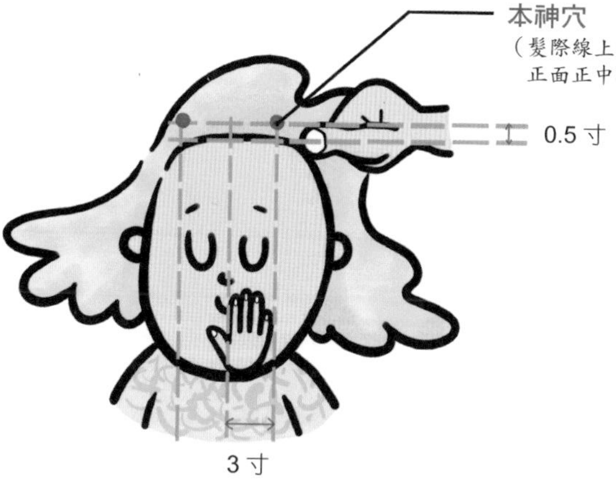
（髮際線上方 0.5 寸
正面正中線左右 3 寸）

圖 4-1：本神穴

紹，平日也可多按摩這些穴道。

本神穴：與外界溝通

我們的頭維穴稱爲「本神」，平日多按摩本神穴，讓本神穴打開，降低情緒的激躁，與外界溝通起來將更加順暢（圖 4-1）。

迎香穴：與嗅神經相關

迎香穴專門治鼻子問題，例如鼻炎、聞不到。

從人體神經來看，嗅神經在兩眉

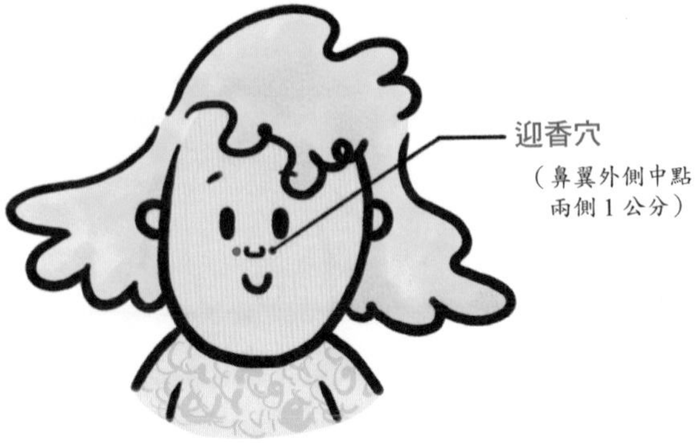

圖 4-2：迎香穴

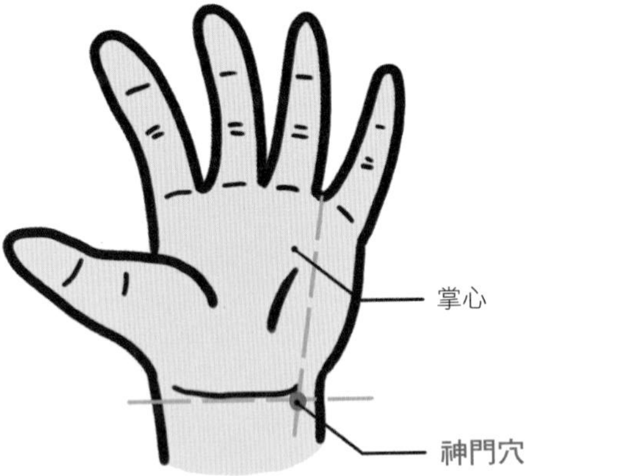

圖 4-3：神門穴

中間，可是中醫卻會利用迎香穴來治療，這代表迎香穴的經絡系統跟嗅神經是相通的！所以平日多按摩迎香穴（圖4-2），對於鼻子有一定的幫助。

神門穴：與心臟連結

臨床上，我發現很多失眠者是因爲心臟的經絡連不起來，所以可以用神門穴（圖4-3）來治療。神門，或許就是讓內在及外在覺知得以溝通的一個橋梁。

那麼，要如何開神門穴呢？

我的看法是，需要找一位頻率開的人來針灸這個穴道。頻率沒開，怎麼做就是沒辦法，因爲你不可能用低壓電去回復高的東西，一定是高壓電讓你回復你自己。

至於現在坊間有類似彩光針灸器具的教學，還說學完後可以回家用機器自己針灸，這個是有效果的，但只限於任督脈的第二、三層以下。

通天穴：與宇宙相通

打開通天穴後（圖4-4），腦部與宇宙頻率可以相通。

如何讓通天穴柔軟呢？請在練完天地樁基本功之後，將兩手心放在頭頂上約五公分處，順時鐘或逆時鐘旋轉均可，時間大約一～二分鐘。

液門穴：與液體相關的穴道

液門穴（圖4-5）是開放所有液體暢通的穴道，如口乾舌燥、眼睛乾、喉嚨痛、腰部椎間盤髓液乾枯，都非常適合。

期門穴：歡迎女性常按

期門穴（圖4-6）的期，有週期之意，位於肋骨下方。

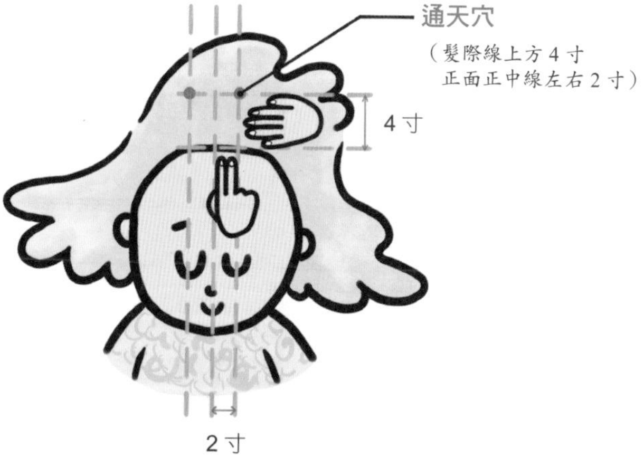

圖 4-4：通天穴

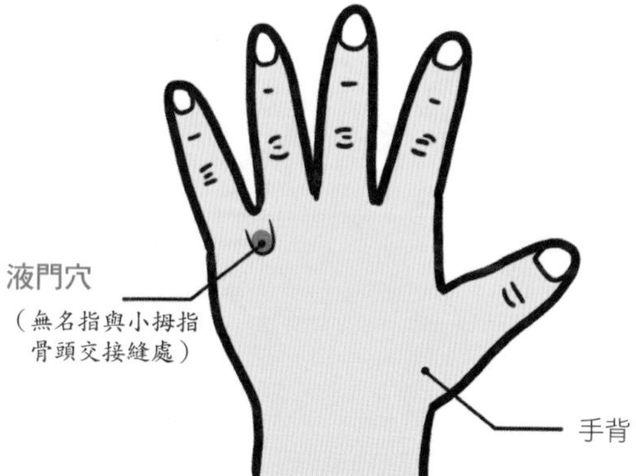

圖 4-5：液門穴

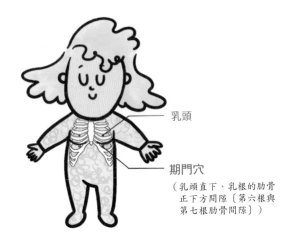

圖 4-6：期門穴

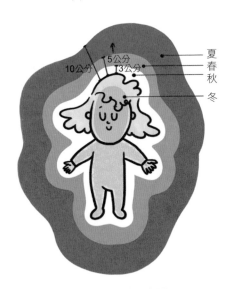

圖 4-7：人體春夏秋冬圖

這個穴道可以調整女性的生理週期，也與腦下垂體有關。

有時候我常想，中醫實在很奇妙，竟然可以把肋骨、女性生理週期與腦下垂體的關係找出來，究竟是怎麼做到的呢？

人體也有春夏秋冬

大自然有春夏秋冬，在臨床上，我也發現人體有春夏秋冬。

人體最舒服的狀態通常是在春天。當人體呈現春天時，身體的氣大約距離身體三～十公分左右；當人體呈現夏天時，身體的氣因過熱，距離身體會超過十公分；秋天我將它定義成體表到距離體表三公分的深度；而冬天則是氣內陷入人體（圖4-7）。

舉例來說，今天一個人督脈氣內陷、處於冬天的狀態，代表患者的能量過低，而督脈反映骨架、生殖機能、後腦部，所以可能會出現腰痠痛、膀胱無力、睡眠障礙、自律神經失調等症狀。臨床上只要把這一層內陷的氣，拉到距離身體三～十公分左右的春天氣候，這些症狀便都會改善。

再舉個例子，當人的牙齒急性發炎時，會發現這層氣場擴散得非常遠，這時用手法或藥物，將它拉回春天的角色就可以。

當我想通了這個道理，突然覺得很多困難的疾病又變得更簡單了。

以前我習慣把磁場做得又寬又大，等於把患者調入夏天，這樣子太旺了，所以對於極寒者效果就很好，但對於特殊疾病如乾燥症、乾澀症這類處於秋天的患者，就會變成只有改善，但就是覺得靜不下來。

所以，春暖花開，春天是很重要的。雖然道理很簡單，但是要觀察得到、做得出來，反覆驗證，也是花了好久的時間。

分辨方法

那麼，我們要如何分辨自己到底是處於春、夏、秋、冬的哪一個狀態呢？

首先，將手放在距離皮膚上方五公分處，由於氣會行走在皮膚裡面跟骨頭的中間，此時如果感受得到氣的感覺，稱爲春天。

如果感覺氣一直膨脹，且傳到很大很遠的地方，還會亂跑，就叫夏天。

秋天代表氣在皮膚裡面，氣鑽進去皮膚下了。

而冬天是說，氣完全沉入皮膚裡了。

基本上，我們的氣如果沒有走在皮膚上，觸感和覺知都是不舒服的，所以走到冬天是比較需要調整的。我們會希望自己的身體走在春天；秋天的話，會覺得有點涼涼的，有封閉住的感覺，而夏天又太熱了！

實際應用在生活中：如果今天很熱，我剛從外面進入電梯，在電梯裡因爲近距離靠近，會讓人覺得我身上有股氣一直往其他人身上衝，這就是夏天。因爲太熱了，所以夏天時很容易氣耗散。

當我們的身體處在夏、秋、冬的時候，可以運用方法來把自己調到春天。

在秋冬的時候，要採氣，因爲身體狀態在秋冬，代表能量太低了，所以要採到春天或夏天的氣，把能量拉起來。但單靠意念或腦波來改，想說改就改，沒那麼容易，需要每天練功。

夏天的話，等於是身體的氣太旺了，因此要洩洪、洩排，就以指領氣，把氣散掉。這和秋冬不一樣，秋冬是把氣補起來，把氣拉上來。

所以，當身體處於秋冬時，天椿跟地椿都可以把氣往上拉，因為一個是從地採氣，一個從天採氣，讓身體變春天！而當身體處於夏天的時候，可以靠天椿把氣散掉！

* * *

經常有一些想助人的熱心朋友，問我要練什麼。

說真的，練好感知人體的春夏秋冬，了解想幫助的人目前處於什麼季節，再藉由以指領氣幫對方順氣，就會有幫助。但前提是，**一定要先把自己練好，才適合幫助他人。**

高醫師養心教室

填滿自身能量，不要急

許多患者問我，要怎麼將能量填滿？目前，我還沒有找到一般人可以將能量填滿的方法，但至少平常運動、重視生活飲食、作息規律、行善積德外，練氣也是重要的。我學習到現在，有足夠的動能幫忙填補這些缺損，也是練氣功練了一段時間才做得到。幾年前的我，也沒有這麼多能量可以治病。

第五章

治病有感

經常聽到患者問起醫師看診用藥時的不同。

關於醫師在治病時思考切入的方式，我目前的體會是：現今醫學大概分成兩個種類，一種是症狀型的治療，一種是誘導型的治療。

症狀型治療與誘導型治療

經常聽到患者問起醫師看診用藥時的不同。

關於醫師在治病時思考切入的方式，我目前的體會是：現今醫學大概分成兩個種類，一種是症狀型的治療，一種是誘導型的治療。

什麼是症狀型的治療呢？

以種菜爲例，症狀型的治療是菜缺什麼就給什麼，長不高給長高的激素，長不胖給長胖的基因，但這樣的方式，並沒有辦法刺激生物的本能。

至於誘導型治療，我認爲比較像是，給菜適合的日照、濕度、土壤微量元素的比例……誘導菜的生長，很像中醫的升、降、浮、沉。

中醫開藥，我認爲最簡單的模式就是觀察「寒、熱、氣、血、水」這五大元素。若身體處在冬天，給予能讓體溫提高的藥物，可以擴張血管，增加含血量，提高基礎代謝率的藥物，讓身體由降轉升。

若身體處在夏天，就給降溫的藥物，讓身體由升轉降。

氣不夠，會反映在皮膚跟脈象。我們透過調整皮膚以及脈象的鬆緊，來調整氣的振動頻率。

血不夠或不順暢，就調整血的濃稠程度，而血的濃稠程度會反映在指下跟皮膚的色澤。

水也會造成濡脈或澀脈等現象，一樣也是用藥物調整脈象或皮膚的濕潤度，來誘導後續的整個連鎖反應。

症狀型的治療是哪邊有症狀就處理局部，比較沒辦法造成中長期的連鎖反應。

調脈跟調局部的差異在於，因爲**脈是全身症狀的濃縮**，所以相對的，當我把濃縮的訊號打開了，全身的連鎖反應就變得很大。

而調整筋膜骨架或者許多地方，這些是局部訊號的縮影，所以打開之後的影響度只有到短期與中期，能量就會走完。

比如胃食道逆流，症狀型治療可能就直接抑制胃酸；但誘導型治療，可能要把體溫低的先拉高，先讓身體產生長期的正循環，這樣體內的壓力就會降低，胃酸就會降低。因為胃酸通常是在壓力反應時會特別增強，如燒燙傷或身體嚴重受損時。

然後再視體內水分的多寡，少的話可能給點大棗，多的話轉成茯苓之類的，以製造長期的環境誘導性反應。

疼痛跑來跑去的「風症」

「高醫師，我一下肩膀痛，一下肚子痛，家人不相信我，就連我自己都快要懷疑自己是不是神經質，不曉得到底怎麼了？」眼前這位五十歲的女性患者，就診時頻頻嘆氣，甚至有些沮喪。

「別擔心，疼痛是有可能會跑來跑去的，古人稱這個情況為風症。」我告訴患者。

過去，我也不了解風症到底是怎麼一回事。在一次打坐中，我感受到某些大經絡被打開以後，開始知道患者說的「跑來跑去的痛」到底是什麼。

所謂的「風」，是「合成不完整的細胞碎片」。

正常來說，在精氣神俱足的狀況下，細胞的分裂狀態會很完整，一些「端粒酶」在切割時會切對地方。但是，當人過度疲勞時，只要體內有輕微的電解質不平衡、電位異常等，都會引起細胞分化的異常，而異常的碎片將形成蛋白或其他物質。

打個比方，假設身體是印鈔機，風症有點像身體印鈔機只印出了半張紙鈔，不能用，機能就停擺了。

更進一步說明：正常來說，我們的身體能產出非常優秀的蛋白質，作爲酶或酵素使用。然而有時候，合成的過程中出了狀況，細胞在複製時有了缺損，這缺損的問題就是風。這是不完整的ＤＮＡ，或不完整的結構。

當細胞合成不完整、身體代謝不良時，這些不完整的碎片在身體裡殘留，就變成了風症。

一個人如果身體出現不完整的結構，就會變成這邊痛、那邊痛，或者痛風。

那麼，要如何治療風症呢？

中醫的方式是「蓄風」，也就是使用改變蛋白質結構、讓細胞能夠合成的藥。

在這個概念上，中醫跟西醫是一樣的，只是用的方式不同。

從我的角度來看，現代醫學花了這麼久的時間打點滴、使用標靶治療等，就是意圖讓身體的離子通道、蛋白質的實體通道重新產生作用；而中醫的針灸是一種光或電的刺激，等於是用一個介質來打開臨時通道——兩者的概念其實是一樣的！

即使概念相通，在緊急情況下，還是需要做出選擇。例如，如果患者的不良細胞長得太大，已經壓迫到組織或通道，讓通道失去功能，產生更多的風症，到處疼痛時，就需要爭取時間，把壓迫拿掉，讓通道重新開啓。

腦部的地圖改變，身體內的地圖就改變

當我更加認識經絡，體會到人體十二經絡入腦的路徑之後，深深覺得人體相當奧妙。沒有上頭的陰屬性經絡藉由心臟入腦，這是一條路；而有上頭的經絡則是透過眼睛入腦，比如我體會最深的，是胃經從眼下入眼後會走入腦部，有些則藉由頏顙，以前我想不通的十二對腦神經的組合搭配也因此解開。

十二經絡入腦的路徑如果經由修練轉化成光電能，我們就可以藉由這些細微的光亮看見自己的內在臟腑，經絡就會在體內發亮。藉由這些亮光，腦部跟內部產生連結，就能照見。

原來，大腦會連接身體的每一分、每一寸，也會連接星空，或者身邊的每個人。

以頭皮針爲例，一根針改變的，不只是頭皮，而是神經細胞間的串聯。這個串聯改變，有點像行星的軌道改變，而行星的軌道改變了，有些就會脫軌，

形成新的排列秩序。

例如胃病，我運用內關穴、足三里或頭皮針，都是藉由微調腦部的神經系統，達到秩序的改變。腦部的地圖改變了，身體內的地圖就改變了，而外在對應的人事物也會跟著改變。

我現在正在學習如何**將大腦全面地圖化**，了解**意識如何形成身體的實相**，**以及如何轉變**。對於**思考如何再縮短患者的療程**也非常有興趣，像是痿者能行、不能言語者可言語、乳癌流膿者縮口、瓣膜缺損者可回復身體帶氧量、肝硬化腹水好轉……都是我以前做不到的。

身體架構不對稱與五臟的關係

有些患者一走進診間，我就能清楚看見他的身體結構有極不對稱的地方。

從臨床經驗來觀察，這些不對稱的部分，與五臟的關係多半符合圖5-1這些

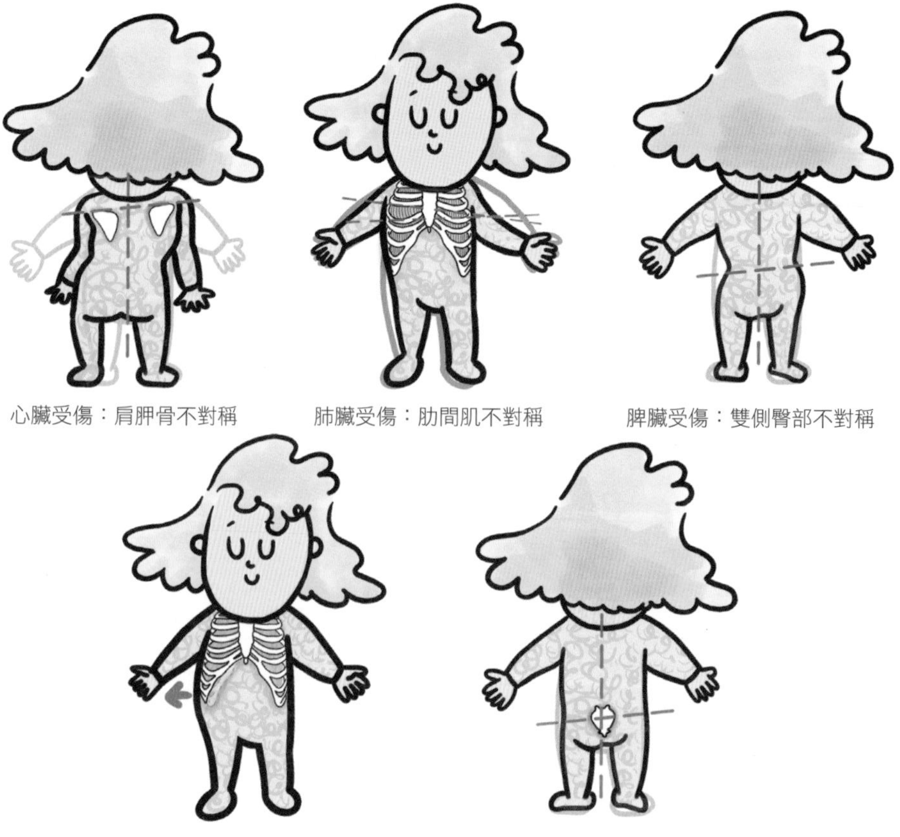
心臟受傷：肩胛骨不對稱
肺臟受傷：肋間肌不對稱
脾臟受傷：雙側臀部不對稱
肝臟受傷：雙側肋骨不對稱
腎臟受傷：薦椎歪斜，側髂腰關節不對稱

圖 5-1

情況：

①心臟受傷，肩胛骨會不對稱。
②肺臟受傷，肋間肌會不對稱。
③脾臟受傷，雙側臀部會不對稱。
④肝臟受傷，雙側肋骨會不對稱。
⑤腎臟受傷，薦椎歪斜，雙側骼腰關節會不對稱。

以上是較簡單的歸納，當然還有複雜混合型，就需要更加琢磨研究了。

不舒服時，讓「藥詩咒」陪伴你

我常被患者或臉書《養氣》社團讀友問到：「高醫師，如果平常我身體不舒服，找不到你時怎麼辦？而且，總不能一直吵你吧！」

這就要說到，爲什麼我想出《養氣》一書了！

就我的經驗來看，要先有氣功入門的基礎概念，而且平常有在練習，別人要幫你時才會比較好幫。

氣與能量這門學問，並不是醫學的完整系統，卻是支撐體力、體能代謝的基礎系統。

身上有氣、有能量，吃藥、復健都會比別人來得快速見效。

我曾經左手骨折，復原的速度卻很快，也感覺到我的手肘在對接，有細膩的電流在流動，內心就會很安穩——我認爲這就是長期練氣的結果。

我很喜歡幫助人，也喜歡與人互動，並從中學習。

聽到患者及讀者朋友的問題，也不免思考：有沒有什麼方式，可以讓人在身體不舒服到就醫的這段期間，稍微舒緩一下？

有天我在打坐時，得到一個靈感：身體不舒服時，如果有個口訣可以念誦，減輕痛苦，該有多好。

我將它命名爲「藥詩咒」。

方法

方法很簡單：**先找出身體不適的情況，再按照藥草順序重複念**。

藥的名字跟排列順序能引起身體的能量流動，**請不要換名稱，也不要換順序**。

重複念可以達到舒緩的感覺，我自己測試後的體驗是：**小症狀大概念二十至三十次就會較舒緩；重一點的大概念一百次**。

不一定要按照我寫的次數，而是**念到舒服就可以停了**。

「藥詩咒」走的是音律概念。音律的振動原本就有能量，我們說的每一句話都是數字般的訊息，都有作用。還無法體會這個原理的，就請你跳過吧，了解這個原理的人自然會很開心有這個好東西可以使用。

最重要的兩個提醒是：

①這個方法只是居家輔助，生病還是要看醫生，把病根找出來。

②切勿按此方式抓藥，很重要、很重要！

藥詩咒：頭面類

頭面類	藥名 1	藥名 2	藥名 3
偏頭痛	川芎	白朮	生地黃
頭暈	當歸	炙甘草	澤瀉
眼皮浮腫	葶利子	蓮子	阿膠
黑眼圈	當歸尾	桑葉	茯苓
養眼	蔓菁子	枳殼	熟地黃
老花眼／近遠視	木賊草	燕窩	荷葉
眼壓高	澤瀉	桔梗	覆盆子
耳鳴	磁石	升麻	白芍
對空間磁場敏感的耳鳴	代赭石	蔓菁子	五味子
耳聾／聽力不佳	麝香	飴糖	紫石英
鼻塞／鼻過敏、鼻炎	辛夷	白扁豆	五味子
流鼻血	天門冬	桔梗	茯苓

※ 藥詩咒只是居家輔助，生病還是要看醫生，把病根找出來，切勿按此方式抓藥！

藥詩咒：頭面類

頭面類	藥名 1	藥名 2	藥名 3
打呼與呼吸中止	紅景天	半枝蓮	山藥
牙痛／牙周病	板藍根	虎杖	升麻
嘴破／喉中腫痛	冰片	薏仁	花生米
喉中如梗感／梅核氣	白殭蠶	桔梗	遠志
三叉神經痛	灶心土	全蠍	白前
美容	珍珠粉	桂枝	女貞子
痘痘	金銀花	木香	菟絲子
白頭髮	當歸	通草	熟地
女性更年期掉髮	女貞子	浮小麥	蒼朮
女性年輕掉髮	肉桂	當歸	大棗
男性掉髮	陽起石	石膏	粳米
甲狀腺亢進	白殭蠶	竹茹	熟地黃

※ 藥詩咒只是居家輔助，生病還是要看醫生，把病根找出來，切勿按此方式抓藥！

腦傷

一位老婆婆由家人陪同前來看診。得了癌症的她，有天體力不支跌倒，確認沒有頭部撞擊，跌倒後卻失智不認識人，到底是怎麼一回事呢？

一般來說，如果有撞到頭部，就要做頭皮觸診，若有血塊，頭皮會產生鬆軟的黏液組織，有這種現象就要去做腦部CT排除出血了。

但這位老婆婆並沒有上述狀況，我診斷後認爲這是中醫學講的「失魂」，並給予相關治療。

我在下針的時候，突然感覺到針的作用有點像尋龍尺，下在天、人、地（圖5-2）三個不同的位置（針灸下針的深度：天最淺，人居中，地最深）、不同的深度時，每一分的感受都在指尖流轉。有些人是天部氣不至，有些人是人部，有些人則是地部。

較嚴重的是傷到腦部的患者，不管是傷到周邊神經或中樞神經，在下針的過程中，手指的手感會感覺到氣不至以外，筋膜也不能滑動跟旋轉。由此便可

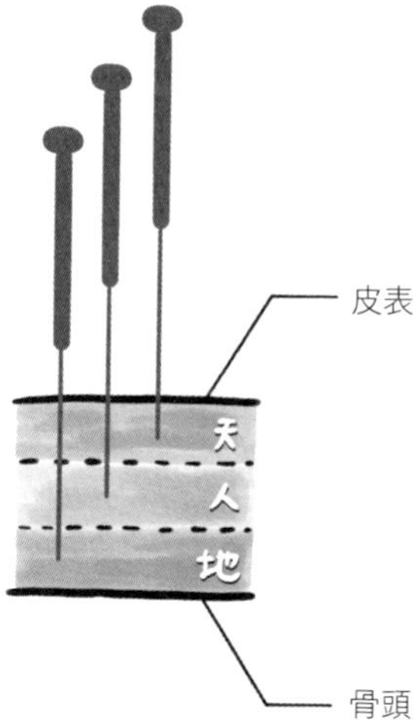

圖 5-2：針灸深度

知道這是傷到更深的系統了。

頭骨矯正

在一次夜裡內觀時，我體會到頭骨矯正的用意：經絡走的都是骨縫處，所以其實頭骨矯正，牽動的是很多條的經絡系統，這是傳統針刺比擬不來的效果。

碟骨則是所有經絡的總彙集樞紐，當我悟知這一點時，覺得當初發現這一類知識的人眞的好厲害。

癲癇

我的門診中，有幾位癲癇患者，

年紀從小孩子到成人都有。

有些是會突然癲癇，口吐黏液。我把脈之後發現，患者腦部有水氣重濁的感覺（古人用「痰」來形容眞的是很好）。

有些古書稱之爲「怪痰」，痰濁擾心，會造成幻聽、幻視等。有些患者做完檢查後，因爲沒有明顯血栓或出血，很多都查不到原因，但這倒是中醫的強項。

這類腦部深層地方的問題，經絡動能走不到的地方，沒有特殊的方法是到不了的。

人類最終的疑難雜症都是在腦部。四肢的病好治，中樞與周邊神經系統的病難治。

有機會幫許多癲癇的小朋友跟大人補氣後，回診時說沒有持續再發作，也讓我漸漸了解癲癇的機轉。

人體的每一個小細節都要去灌流到，每一條經絡都要滿到可以包住全身，才是人體的常態。以前看書會覺得經絡是一條線或河流，我現在的視角則認爲每條經絡都是海。

口水流不停

一位年長婆婆來看診，主訴是流口水無法自制。因爲患者年長，我認爲病症的成因與腦部灌流不足應當有關係，所以用獨活寄生湯10克矯正她的脊椎，再加2克的當歸四逆湯，活化四肢末梢的循環，成功改善了婆婆的症狀，她的體力也明顯變好。

腦缺氧

還有一例腦缺氧的小弟弟，來就診後開始有手部的遊戲活動，這是很大的進步。之前只能一直吃手指，目前眼睛也可以注視物體了。

感謝我能學到如何調整能量的法門，不然這一類病症眞的是不好治。

藥詩咒：情緒意志類

情志類	藥名 1	藥名 2	藥名 3
失眠	浮小麥	砂仁	五味子
懶散／拖延症	麻黃	黃精	車前子
消除緊張	甘菊	砂仁	五味子
解怒氣	桃仁	杏仁	牡蠣
心情不好	玫瑰花	竹瀝	酸棗仁
記憶力	柏子仁	紫蘇葉	益母草
疲勞／注意力不集中	薄荷	厚朴	肉桂
嗜睡	薄荷	生薑	紫石英
強迫症	胡桃	白扁豆	犀牛角
憂鬱症	浮小麥	鬱金	益智仁
自卑	茶樹	檜木	羅馬洋甘菊
焦慮恐慌	石決明	紫蘇葉	地龍

※ 藥詩咒只是居家輔助，生病還是要看醫生，把病根找出來，切勿按此方式抓藥！

鬼壓床

從氣的角度來看，大部分的焦慮與憂鬱都是腦部的氣血出現亂流或逆流所導致。掌握住這一點以後，以前這一類問題我可能要治療一、兩個月，現在可以縮短成一、兩週就開始見效。

我的門診有一個案例，自述有類似被鬼壓床的現象。我看了一下，應該不是，因為他的胃經經氣不足，這個現象可能造成鈉鉀離子通道異常，導致有意識卻無法動彈的狀況。我幫他灌氣修補胃經後，這個惱人的症狀就消失了。

身心解離／思慮過度／憂鬱

有個案例是會感受到身心解離的症狀，也就是會覺得自己飄出身體之外。一般我們可以在麻醉藥物上看到這類形容，但現實生活中這類案例其實挺多的。我的解讀是，胸口的氣往上走，小腹以下的氣往下走，形成上下分離的狀態。這會發生在思慮過度產生腦火的患者身上，但身體體氣又很濁重，就會形成這種特別的狀態。我用加味逍遙散10克做旋轉，浮小麥1克收腦火，牡蠣1克安神，再搭配茯神1克把上面的氣往下焦收，效果良好。

也有一個高中憂鬱的案例，我用溫經湯6克＋桂枝茯苓丸6克，連服一個月，腦部氣脈打開了，整個人就順了。

藥詩咒：臟腑類

臟腑類	藥名 1	藥名 2	藥名 3
心臟沒力	人參	大棗	生地黃
心律不整／心悸	遠志	木香	炮附子
慢性高血壓	桑白皮	葛根	白茅根
氣喘	蛤蚧	石斛	牛膝
氣管不好	竹茹	陳皮	阿膠
消化不良	杏仁	蒼朮	杜仲
止肚子餓	童便	泥土	小麥
便秘	黑芝麻	枳實	黨參
痔瘡	刺蝟皮	桑白皮	香附
解毒／肝臟排毒	甘草水	川七	綠豆簧
保肝	靈芝	蜆	香薺
肝硬化／膽結石	茵陳蒿	白朮	葫蘆
脾腫大	瓜蔞仁	地龍	陽起石

※ 藥詩咒只是居家輔助，生病還是要看醫生，把病根找出來，切勿按此方式抓藥！

同樣是心的問題，有些患者發病在遠心端，有些人發病在近心端。以前，我不明白爲什麼有所不同，現在知道原因了。遠心端是出氣的門戶，近心端是進氣的門戶，所以身體想排卻排不掉的代謝廢物會發病在遠心端；身體想阻止它進來的，會發病在近心端。

遠心端如手指、腳趾、頭頂。

近心端如腋下、脖子、腸道。

心律不整

一位心律不整的患者，因爲心房顫動後電燒，燒完後仍覺得不適，影響生活，每日發作，腦部會不清楚。於是，我幫她開心經跟心包經。處方用：苓桂朮甘湯10克＋瓜蔞枳實薤白半夏湯3克，連用兩週後，已沒有每日發作，好的時候可以兩、三天才發作一次。脈診脈轉佳，所以持方不變。

高血壓

在看高血壓的患者時，我會觸摸手跟腳的動脈，去感受那個動脈的彈性、振幅，還有質感。如果質感是老化的手感，就知道這個高血壓無法短期改變，因爲體內的質已經變掉了，必須用一些去瘀生新的藥物來處理。

而現代醫學用降頻的方法，降低阻力心跳數來調整，對於這一類型的患者而言，也是一種方法。

但如果血管彈性質感尙可，卻有高血壓，以中醫的立場，就要把體內阻力大的地方找到、解開：大部分都是腸胃道阻塞引起的。除了脈象上會感受到滑脈、澀脈、血質感的阻滯以外，基本上我們看腹部的色素沉澱與皮膚顏色就可以知道阻滯在何處了。

高血壓患者，如果觸摸皮膚很緊繃，表示大腦已經負荷到極限了，要快點將身體皮膚與筋膜的張力解開，血壓才會降下來。因爲身體阻力越高，心臟負擔就越重，來承擔同樣的灌流狀態。

做軟傷手法時，我習慣將任督脈的灌流在最通暢的狀態下做起來，這樣醫生在做的時候也比較不會受傷，提供給醫友參考。

腎寒

中醫提到的腎，並不單指腎臟的毛病。

這一節，我將與讀者分享看診時的幾個例子。

在這裡想再次申明，本書中寫的案例，是我覺得比較特別的，只屬於患者個人，並不適用於所有的患者。

多數會覺得四肢末梢關節冷硬的患者，是典型的腎寒。

有一例比較特別的是，一位媽媽因爲手痛變形來就診。問診後，推測與冬天用冷水洗碗有關係。看了這位媽媽的手之後，覺得媽媽很偉大，如果可以，還是要有溫水洗碗的系統，才不會因爲太過疲勞傷到手，寒氣直入骨髓。

腎氣弱

一位媽媽告訴我，只要看到社會新聞，她就會非常擔心，到後來幾乎是一天到晚害怕自己的小孩陷入危險當中，不曉得該怎麼辦。

經過診斷後，得知這位媽媽的病根是腎氣太弱，於是我誘發腎氣，讓腎氣先充滿全身。回診時，患者說已經沒那麼害怕了。

情緒，是關乎身心健康的事。很多人因爲過去的氣不穩定、有斷層，所以無法控制情緒；現在氣滿了，雖然仍然有害怕的情緒跟慣性，但可以控制自己。而可以自行控制，才有能力學習與優化。

腎氣是動能最高、最難取代的氣，用其他後天水穀精微（飲食消化後能被人體吸收的營養成分）去補身體，都沒辦法取代，所以各種不同派別調出來的患者，氣色都不會一樣。因爲切入模式不同，大家都想用各種不同的能量去把缺損的地方填補跟流動。

例如，有一個案例是患者身體右半邊無力，這就是右側的腎氣無法入腦導致的，所以我用濟生腎氣丸10克＋覆盆子1克＋葛根1克。濟生入腎，覆盆子由下往上拉過腰，葛根由腰往上拉到頭，搭配針灸，一週就覺得改善很多了。以往這一類案例很難處理，這個案例比較特別，是喝過農藥以後才變成這樣。

我最有印象的是一對母女。原本母女間溝通不良，孩子成績也上不去，我一樣是用針灸把腎氣補足，孩子的成績竟然突破，進了校排名前十名，母女也開始有話聊了。

我完全懂那種很努力卻考不好的感覺（我國中時也是這樣），當時沒人幫我補腎氣，現在終於知道因爲腎氣不足，應變跟連結的能力就弱，考試觸類旁通的能力就變弱。

先天膽道閉鎖

一位先天膽道閉鎖的小朋友，手術後膽汁仍然流不出來。原本要換肝了，經過一個多月的連翹敗毒散搭配龍膽瀉肝湯治療以後，膽汁跟排便漸成形，r－GT指標總算降下來了。GOT／GPT也都下降，如圖5-3所示。

項目 109 年	標準值	2/4 出院	2/11	3/3	3/24	4/14 出院	4/17 出院	4/21 出院	4/25 出院	4/28 出院	5/2 出院	5/12
r-GT(GGT)	7-64				200	900		500	450	449	300	142
SGOT	10-42	200	311	150	156	156				77		102
SGPT	10-40	200	220	83	99	116				128		86
Bill(Total)（總膽紅素）	0.1-1.0	7.04	8.28	7.24	5.10	2.42	1.9					0.6
Bill(Direct)（直接膽紅素）	0.0-0.2	4.19	4.69	4.11	2.67	1.27	1.0					0.23

圖 5-3

連翹敗毒散主要是改變腸內菌種，有助於快速代謝。但每個人的體質不同，病情也不一樣，請讀者不要因此就自行買藥服用，還是要請問你的醫生喔！

—— 藥詩咒：四肢筋骨肌肉類 ——

四肢筋骨肌肉類	藥名 1	藥名 2	藥名 3
骨折疼痛	續斷	麥冬	茯苓
骨鬆／長高	鹿茸	枇杷葉	紫蘇梗
腰痛／坐骨神經痛、腰無力、腳後跟痠痛、富貴包	骨碎補	黨參	天門冬
肩沾黏／肩膀痛、手臂無力抬舉	地鱉蟲	紫菀	獨活
肩背痠痛／落枕、膏肓痛	葛根	枳實	淫羊藿
手掌沾黏／手指無法完全伸展、手掌壓迫、扳機指	絡石藤	黃耆	菟絲子
手指腫脹痠	荊芥	小魚乾	千揚水

※ 藥詩咒只是居家輔助，生病還是要看醫生，把病根找出來，切勿按此方式抓藥！

藥詩咒：四肢筋骨肌肉類

四肢筋骨肌肉類	藥名 1	藥名 2	藥名 3
網球肘／媽媽手／滑鼠手	伸筋草	白朮	益母草
膝蓋疼痛	威靈仙	柏子仁	杜仲
靜脈曲張／血栓	烏稍蛇	川七	巴戟天
足底筋膜炎	熟地黃	柏子仁	乳香
痛風／腎結石發作疼痛	知母	砂仁	淡竹葉
香港腳	海桐皮	川椒	烏梅
抽筋	白芍	生薑	虎杖
肌肉萎縮	炒甘草	豬髓	生地黃
下半身癱瘓	黃酒	豬髓	穿山甲
類風濕	通草	當歸	蒼朮

※ 藥詩咒只是居家輔助，生病還是要看醫生，把病根找出來，切勿按此方式抓藥！

足跟踩地疼痛／膝蓋問題

這個案例是足跟會疼痛，無法踩地。從中醫的角度來說，其實是傷到會陰部的經絡，比如儲精囊、卵巢等。這一例體質是心弱，所以我用炙甘草湯11克＋枸杞子1克，一週就痊癒了。

一般會用一些通腰椎、補腎、杜仲或骨碎補等藥。體質用藥用準以後，患者的任督脈就會轉動，進入大循環修補狀態，再搭配一些治標的小循環藥物（如此例爲枸杞子）進入會陰部，就改善了。

膝蓋磨損大概都是腎臟長期虛冷疲勞，再加點木通活化關節液，達到效果。

也有一例是半月板磨損，導致單側膝蓋水腫。這一例我用眞武湯11克＋木通1克，患者一週後回診說效果很好。

肌無力

關於重症肌無力的患者，過去我覺得治療效果不大，但隨著進修及經驗越多，也有一定的改進。有一次，我用十全大補湯加防風通聖散，再以針灸將患者的命門穴打開，回診時，患者說力氣有增加。這麼看來，重點在於命門，過去我用脾主肌去思考，因此沒有太大的成效。

大拇指突然疼痛

有一次我在打坐時，感到腰部暖流產生，突然砰地一聲，手部的經絡打開，氣走大拇指、食指還有中指，我才了解海底輪掌管爪形手的病理機轉。

也因此發現，大拇指突然疼痛或突然不能彎曲，很多是因爲薦椎的循環變差導致。

藥詩咒：生殖泌尿類

生殖泌尿類	藥名 1	藥名 2	藥名 3
經痛／經前症候群	丹參	麥冬	肉桂
經期不順／卵巢老化、雌激素不足	益母草	白朮	肉桂
孕吐	枳殼	葳蕤	澤瀉
助孕／腹部動氣	肉桂	白豆蔻	川芎
安胎	杜仲	黃芩	五味子
男性機能	硫磺	竹茹	燈心草
攝護腺	花生核	鱉甲	蟬蛻
泌尿道感染	茯苓	柴胡	升麻

※ 藥詩咒只是居家輔助，生病還是要看醫生，把病根找出來，切勿按此方式抓藥！

月內風

女性朋友在生產時受寒的後遺症很強，俗稱「月內風」。

有個患者在脈診時，心臟跟骨盆的能量都引動不了，我判斷是生產時傷到，於是問她是否如此才會這麼嚴重（整個能量都內陷）。

患者聽了悠悠地說，生產時剪開會陰的那段時間，醫生跑去忙其他患者，也就在那個時候，她感覺到會陰處在手術室被冷氣一吹，就有了病灶，直到現在。

現代醫學認為，唯有感染才會這麼嚴重，其實並非如此。生產時體力消耗相當大，這個時候會陰處被冷風一吹，身體的左右中三條重要的脈同時受損，直接影響腦部跟骨關節。

有點像人感冒時吹到風會很不舒服一樣，一般人在正常時候碰點水、吹個冷氣還算無礙，但在體力差、毛孔無力收縮的時候觸犯一點小禁忌，哇！那就很容易重傷。

這一例我是用桂枝湯＋葛根＋附子來處理，處方架構來自田安然老師的頭痛方。這一組處方老師使用的經驗很棒，我臨床上也很常用，主要就是把風寒氣排出的意思。

另一組是小建中湯，這一組我是臨床將近十年才學會用。最初，我看到書上寫到重病的人出現在眼前時，基本上不大會想到小建中湯，因爲患者看起來整個人都很弱，第一眼通常就是從十全大補湯類、補中益氣湯類等等去著眼；後來，我發現這一類患者的確就是膀胱經的經氣嚴重不足，酸削不能行，就是腦髓跟生殖系統退化了。麥芽可以下胎，意思就是可以把腦內的生產機能弱化，若轉變成麥芽糖，就變成增加生產機能了。當我想通這一點，覺得古人的智慧眞的是很強，用這麼簡單的藥就可以快速治癒我認爲很難的病。

乳癌

有一例乳癌的婆婆，術後完全睡不著，於是我就在把脈的時候，用十全大補湯的藥氣去推她的脈，發現可以重整脈中的亂流，也就開了這樣的處方。引氣血歸元以後，當天晚上她進入難得一見的熟睡狀態，可見效果。

身體燥熱

有一名年輕女性，主訴是身體燥熱，下肢卻水腫——很明顯是眞陽不足，我就用眞武湯10克＋木通1克＋肉桂1克，一週後回診就改善許多了。

以前我不懂爲什麼某個處方明明應該治得好，卻反應不好，現在懂了。人體內眞的有分層的氣，你忽略了一個地方就沒辦法處理完整。

人完整的狀態就是春暖花開。

比如以前我處理潮熱感，會從荷爾蒙失調的角度去調整，現在發現這理論不完整，所以只能治好大概三分之一的族群，眞正的原因在於頸椎的經絡產生逆流，而大部份頸椎異常的人，腰椎都異常，而這種異常X光通常不明顯，觸診旋轉時卻會有手感。所以我改成治療腰椎與頸椎的氣逆，用濟生腎氣丸10克＋疏經活血湯2克，取代以前開的女貞子、旱蓮草，或加味逍遙散配知柏地黃丸之類。這麼一來，大部分潮熱感都可以處理了（更年期的潮熱感也適用）。

泌尿道疾病

一位泌尿道上皮癌的患者回診。我告訴家屬，泌尿道疾病有個特徵，就是皮膚會乾癟、沒彈性、黯沉，所以有沒有好轉，直接看額頭會不會亮、皮膚彈性和含水量有沒有變好，就知道了。

至於看腫瘤有沒有變小，就是看舌頭地圖狀缺損處有無變小，大致可以知道。

藥詩咒：其他類

其他類	藥名 1	藥名 2	藥名 3
皮膚癢	地膚子	枳殼	山藥
扁平疣	醋	生薑	赤芍
怕熱／中暑、頭汗出	淡竹葉	玉竹	澤瀉
盜汗	女貞子	薄荷	遠志
瘦身	山楂	麻黃	熟地黃
中風後遺症／複視	水蛭	白芍	黨參
水腫	茯苓	通草	人參
感冒	桔梗	砂仁	茯苓
帶狀疱疹	乳香	柴胡	牡蠣
降血糖	熟地黃	黃精	陳皮
糖尿病足	真人活命飲	黃蓮	黨參
術後疼痛	曼陀羅花	冰糖	威靈仙

※ 藥詩咒只是居家輔助，生病還是要看醫生，把病根找出來，切勿按此方式抓藥！

小下巴

我的學長趙哲暘醫師研究的睡眠呼吸中止症族群，會有所謂的「小下巴」：就是下巴跟上唇相比，比較後縮。

這個小小的後縮空間，會造成呼吸道在平躺時的壓迫。我在臨床觸診時，發現小下巴的案例天突穴的張力是緊張的，只要改變這個位置，就會創造出一點點呼吸的空間。因此關於小下巴，我的解法是直接下針在天突穴，或許患者就不需要戴正壓呼吸器（CPAP）了。

對我來說，天突穴非常好用，很多喉嚨癢、乾咳、喉嚨有異物感的患者，我都會下針在天突穴。這個穴位其實很安全，只是比較不直觀。

咳嗽

說到咳嗽，很多時候並不只是一個原因。有一次，我跟學弟分享，咳嗽在結構的現象，可能是胸部筋膜的拉扯，或者胸椎的旋轉或凹陷。但其實這是第一層，背後還有第二層原因，就是經絡能量的潮汐不對了，才讓它在沒有外力的狀況下形成了凹陷或旋轉。所以即使今天把結構調整回去，經氣潮汐沒有做回去，快則三天、慢則七日就會回復原狀。

更進一步了解，是什麼引起了經絡的潮汐異常？我後來繼續追索，不是中脈，也不是丹田，而是在於腦部。如果臨床上把腦部的反應也打開再治療，等於我做了三層結構來預防人體復發。

爲什麼腦部的能量場會萎縮？我認爲再追到第四層，就是腦部的思考運作法則違反天地運轉的規則所致，比如業力、五運六氣、星象的影響等。

也就是說，第一層結構、第二層經絡、第三層腦髓、第四層星體，這有點像魔術方塊一樣。從結構一步一步修正、往星體的運轉去運作的人體法則，是成仙之道；而由違背星體的法則一步一步往下影響結構的法則，則爲成人之道。越往高層走，就越是覺醒。

越來越明白的感覺很舒服。

領略到這一點後，臨床上，我開始慢慢體會使用經絡跟腦部串連法。打坐到後來，發現十二經絡、奇經八脈其實都會跟腦部相連，於是，我開始調整在腦部相干擾的區塊，也得到很多很棒的迴響。

第六章

催眠讓我學習到的事

透過催眠，我才知道過去我那些坎坷的人生經歷，以及必須一步一步破關才能往上爬的現象，都是「初始設定」，而我是可以把這個設定改掉的。

我是一個好奇心很強的人，也喜歡多元學習。學校沒教但國內外流傳已久的各種能量療法，如花精、SRT，我接觸了不下十種。雖然懂這些方法的邏輯並實際使用，卻一直有種「能量使不上來」的感覺。

有天，我看到一篇文章寫到，美國有一位名爲凱西（Edgar Cayce, 1877-1945）的人士，小時候只要趴在教科書上睡覺，就可以記住教科書的內容。長大後的他，深受喉嚨問題所擾，說話越來越吃力，最後幾乎快沒聲音。

而後，一位催眠師幫凱西催眠。在催眠過程中，凱西竟然可以正常說話。他又在另一位萊恩醫師的幫助下，透過催眠，幫自己的聲帶問題提出修復方式，並且眞的讓聲帶恢復正常。

之後他就協助萊恩醫師，幫前來催眠的人做病情「解讀」。他一生共解讀了一萬五千名個案，並且提供治病方式。他甚至預言了二次世界大戰、兩位美國總統（羅斯福及甘迺迪）在任期內死亡等等，可以說是當代最成功的預言家。

看完這一篇文章後，我對於催眠的世界更加感興趣，也對於「催眠治病」

極爲好奇。巧的是，信任的友人介紹一位資深催眠師與我認識，並進行催眠解讀。

透過催眠，我才知道過去我那些坎坷的人生經歷，以及必須一步一步破關才能往上爬的現象，都是「初始設定」，而我是可以把這個設定改掉的。

這次催眠後，我問了很多自己百思不解的問題，看到了不同的思考方式及答案。或許是這個緣故，清除一些雜思後不久，我發現自己的腦波開了，甚至，有某些能力與凱西相似，引發我想更進一步了解催眠，並記錄催眠教我的事。

因緣與轉化

剛行醫時，我的病人很少；隨著行醫時間越長，前來就診的人也越來越多，有時候會出現在社會上較有爭議的患者。

「他明明就害了不少人，你爲什麼還要救他？」朋友問我。醫生的職業是救人，但在救人的時候，也會聽到許多反對的聲音，讓我陷入天秤的兩端。

問了一些前輩後，他們告訴我：「不用想太多，患者現在遇到你，就是因緣俱足。有些人遇到成熟後技術比較好的醫生，有些人遇到還在找答案的醫生，各有其因緣，就把眼前當下做好就好。」

關於救人與否，在催眠之後，我看得到前因後果，便知道該怎麼做。同樣是救的動作，背後的意義是不一樣的。

舉個例來說：A君爲什麼要殺父？

以前的我會覺得救了A君，卻看到他繼續做壞事，這樣，我不就是救了壞人嗎？

現在，我會在看診時，進入A君的心中，看到原來A君是因爲小時候爸爸酗酒，發酒瘋後對他又打又罵，讓A君覺得爸爸根本沒有關心自己。當他找不到出口時，能量就會處於崩潰狀態，此時做什麼都無所謂！當他急著想征服這一切時，就會出現極端行為。

所以，如果A君來到我的診間，我還是會救他，並且讓他看到爸爸為什麼變成酗酒的狀態，讓A君明白：原來我爸以前為了養家這麼辛苦，原來他以前就是這個習氣！

高醫師養心教室

立念的方法與想法，關係到結果

我的催眠老師跟我分享，要怎麼做，身體才不會有卡點。能量開了歸能量開了，但是欲望仍然會讓你再度看不見自己。跟宇宙下訂單，有時候也表示來生還要再一次註冊。

所以，我的催眠老師目前體會到的方法，就是**在清澈的狀態下順流，明白所有的得失都跟你無關**。

你不需要立一個一定要完成的目標，但可以立一個有利於自己與他人的目標，然後感謝：「如果完成，我會很開心。」

以「如果我可以優渥，我會很開心」取代「我非優渥不可」。

當立念的方法和想法不同，就會造成流的不同，結果也不同。

印記與因果

在做心靈的個案裡，「因果」是個值得討論的問題。

我前生傷害你，所以你這世要傷害我，這叫因果，等於是有借有還、一報還一報。

在學催眠之前，我認爲人與人之間的關係是因果，後來發現並非全然如此。很多時候，人是帶著「印記」來的。

你的習慣是會一直延續，而因果只占百分之一而已。

比如，一個人脊椎嚴重變形，可能跟他前世的脊椎變形有關；又如有些小朋友，這一世的泌尿系統非常弱，跟他前世能量系統受傷有關係，而這個印記就一直留著。

但要怎麼解釋這個印記呢？

簡單來說，個人的**習性**、**慣性**就是「印記」。

再更深入說明：我們的靈魂在旅行過程中，這些記憶會留著，而印記就像是一個訊號。這個訊號，其實是會跟著自己投胎的。可是，這一世的我看到這個訊號，是不滿意、也不想要，卻不知道怎麼表達！

所以，當我可以讀取到這個訊號，只要把這個訊號抓出來，知道這不是現在的我的錯，跟過去的自己還原、和解，讓這個訊號不要再存在，那麼我的病就會解掉。

有一個相似的案例B君，讓我印象深刻。

B君的椎間盤突出、右腳有問題，後來發現是三個原因：他前世當過豹，那隻豹曾經受過傷；又有一世是受傷的螞蟻；另一世則是昆蟲。

B君三世都是動物，而且都是受傷在右邊，所以當這些記憶重疊出現，他才會產生了大家都醫不好的病。

我告訴B君：「你前世因為當豹受傷，所以現在先在心裡默念名字三次，然後說，我願意跟過去的自己和解，這個記憶我不需要了！我從此就是身心圓滿！不要讓過去靈魂的記憶，再表現在我現在的身上了！」

記憶還原之後，B君當天就可以走路，腰也不痛了。

這個方法就跟平常說「請、謝謝、對不起、我愛你」，是一樣的意思，核心本質都是跟自己的過去和解。

過去有什麼淵源，現在才會如此——**這不是因果關係，而是種慣性**。

再舉一個例子：A只要跟B工作，就會不合，屢試不爽，這是因爲A跟B都維持自己原本的慣性，看不到彼此的想法及重點，所以下一次即使一起工作，還是一樣不合。這是慣性。

在我持續催眠的個案中得到的結論是，很多事情不如己意，最主要都是因爲慣性，而不是因果。這是因爲你的習慣就是那樣，你的靈魂邏輯是那樣，而我的靈魂邏輯是這樣，從上一世帶到下一世，當我們遇見時，狀況還是一樣。

但問題難道就沒有解決的方式嗎？

有的，首先必須提升幾個層面：了解爲什麼對方會這樣表達，也讓對方知道我爲什麼會這樣做，彼此間的表達和核心想法是什麼，要怎麼樣在核心上做事情。

舉例來說：A、B兩人共創公司，買了一塊空地，A想在這塊土地上蓋房子賺錢，B不想蓋房子，希望爲環保盡一分力，讓空地成爲生態園區。兩人僵持不下，誰都沒有錯，該怎麼辦呢？

環保跟商業本身就是衝突，可是也都有對人類有利的地方，只是我們不懂整合，而且重點是，我們都不想跟對方整合！

人所形成的問題，其實就是不穩定，而因爲我們都還沒有愛，就根本懶得理對方。

A是以商業爲出發點，認爲有賺錢最重要；B認爲環保是爲了愛地球，要環保就對了！因爲懶得管對方怎麼想，自然就會覺得自己的堅持很讚，偏激一點的會認爲，跟我理念不同的人就很差，就是不對。

追根究柢，這是因爲人們的能量通道沒開，愛也因此不完整。

這個例子，若是我來處理，我會進入生活狀態中探索，讓這兩方都圓滿——可能就是在建築物旁邊增設公園綠地。

當你了解別人的想法時，其實很多事情是可以**兩全其美**的，它就不再是二元，而是一個融合的狀態。

以修正原因代替修正結果

遇到問題，卻越改越遇到死胡同的時候，究竟是怎麼一回事？

我發現原因常常是：人們習慣往「修正結果」的路上走，而不往「修正原因」的路上走！

也就是人們習慣「倒果爲因」。

一位患者是公司業務主管，他說自己的壓力非常大，因爲公司追求KPI值，強調業績至上，每次想到要開業績會議，心裡就很擔心！

從這個例子來看，修正原因是去了解爲什麼客戶不買，比如產品不好、生產效率不高、品質不夠好等等，而不是爲了賣東西，將責任放在業務員身上，賣不好都說是業務員的錯。這就是倒果爲因。

如果一輛汽車拋錨，很可能是車子裡面有一些零件壞掉，必須做檢測；如果駕駛只是調整了輪子，車子可以開了，存著能開就好的心理，不做檢測，而是繼續開，這也是倒果爲因！

再舉個大家會比較有感觸的例子。

一次，一位患者告訴我，老公跟她提離婚；後來，她發現老公有小三，所以她想，只要請徵信社去抓小三，並且打算提告，藉此要求老公不離婚。

這些都是在修正結果，因爲太太不想離婚，所以就在這個結果上打轉，卻沒有討論「爲什麼我們會走到離婚」。

專注在哪裡，就會看到什麼

很多人發現自己開始老化時，想要修正「我會老化」這個結果，就買精華液、除皺乳液來用，拿外在的東西一直來塗抹，想去修正，但這些都是修正結果，而不是解決原因。

從以上的舉例得知，就是因爲不想讓結果發生，所以會在果上面思考：發現壁癌，就把那面牆壁整個貼起來，看不到就好，這就是修正結果。

人性，就是習慣修正結果。

我不想離婚，所以我要捍衛自己的權益，我要找律師告他！可是，其實離婚的原因並不在這裡；我被迫離職，可是我不想要離職，所以就找工會訐譙老闆，說他貪贓枉法！

這都是在修正結果。

當我們只想要自己要的結果時，表面上看起來好像暫時贏了，但最後還是會爆炸，而且會爆得更厲害！

如果原因是自己眞的不適合這家公司，眞的透過律師公會告贏了，結果是繼續留在公司上班，那麼接下來要怎樣?!其實就只是在等待下一個回合的大戰而已，因爲你就是跟這家公司不合啊！

當看到爲什麼跟這家公司不合，把原因找出來，透過心理機制，了解自己的想法、做法哪裡出了問題，爲什麼會跟老闆、同事不相容時，再來修正原因，將會發現跟只看結果有很大的不同。

我個人的經驗是，透過催眠，可以較快找到因，但每個人都不同，這是我的經驗，不代表每個人都能這樣。

疤痕，內在傷害的痕跡

「高醫師，我的身體很不舒服，小腹有一種被扭轉的感覺，跟家人說，他們都很難體會。」近來，我的診間有幾位類似的患者。

親愛的讀者，如果你的家人提到身體有一種被扭轉的感覺，並不是幻覺。

先分享兩個案例。

一例是左腎臟血管瘤，引起身體左半邊不舒服，深層有扭轉感，卻總是找不到原因，治療後終於舒服許多。

另一例是子宮肌腺症的小姐，每次月經期間都很疼痛，小腹內有被扭轉的感覺。經過治療，扭轉感已大幅改善。

這兩例我都是以調整筋膜，讓身體結構變得比較好的方式來治療，處理身體深層心理創傷的問題，還有疤痕組織所造成的其他問題。

說到這裡，想必讀者朋友會好奇：什麼，疤痕也會造成問題？是的！而且疤痕對身體造成的傷害，常常隱藏得很好，這些都反映了深層的內心傷害與互動關係。

專業的催眠其實就是在**修復疤痕**。

人們會因爲過去的創傷，導致這一世的創傷。例如，前一世我在當兵打仗的時候，左腳瘸了，這一世就變成我的左腳膝蓋不穩定、走路會跛腳。前世與今世是一樣的，換湯不換藥，很多患者也都是這樣。

身體上的疤痕會造成創傷，至於這個疤痕，在心理上會不會留下症狀？前面提過，前世都會留下記憶，前世受傷變成瘸子，這一世還是變成瘸子，這就是前世的疤痕，這是慣性、習慣、印記。

例如，前世當兵在炸彈爆炸時傷了右腳，還經常下背痛得難受，結果這一世，右腳還是出問題，而下背痛的問題，以現在醫學的角度診斷是椎間盤突出，可是看醫生卻都醫不好，想要開刀也開不成功，就是無法解決……這就是記憶的疤痕。

再舉個例子，有個人的脊椎出現骨刺往前長又往後長的情況，根本就是痛得動彈不得！原來他的前世在戰亂時被武器叉子插著背，所以這一世，脊椎就亂長。

這也是疤，是過去靈魂記憶的疤痕。

其實，這跟現世疤痕是一模一樣的意思。這個疤痕，就現代醫學來講，就是身體的傷。或許我們可以透過醫學，陸續把疤痕處理掉，但透過催眠去看這個疤，裡面是有故事的，而這個故事就藏著一個傷，也許，把這個故事的傷處理掉以後，這個疤痕就會消失。

一些處理不來的病痛，通常都是有故事的。

在為患者催眠時，我會看到患者某部位的傷，是因為現世或前世的問題，並從中協助。

也有朋友問我：現世有一些疤痕，但其實它不會影響我，那就不用處理了嗎？

朋友說得沒錯，並非所有的疤痕都得一次處理。只能說，也許現在沒有注意到它影響你什麼，但可能哪一天，因爲跟女兒感情不好，一查之後，發現跟這個疤有關係，那麼就在疤痕上直接修復就可以了。

催眠讓我發現，**過去是靈魂的記憶，但會在這一世的身體上表現**。比如說，這一世長得胖一點、比較圓一點等，都是一種表現。

與腫瘤對話

至本書截稿爲止，我的看診流程是這樣的：先望診看經絡何處不通暢，再以脈診看微細血管的通暢程度。

上述兩個方式都完成後，如果還是治不來，我就會再思考，是否與身體或記憶上的疤痕有關。

有一天，我在臉書貼文寫 mirror-touch（MT）現象，直觀翻譯有點像「體感鏡反射」。不久就有人提到，自己也是這樣的體質，有人不舒服，她只要摸一下對方，隔天，對方的症狀就會退去，但自己會不舒服兩、三天。

我認爲有兩種狀況會造成這樣的現象：一種是人體的七層能量光，她降到只剩兩層以下。有點像一個人的皮膚脫皮，所有的體感都被放大了一樣，稍微碰到就敏感不適，我認爲這種狀況是不好的。

另一個狀況是，開到七層的能量光，想感受對方的感受時打開，不想感受時就關掉，如此可以自己操控的，才是比較好的。（物理學家芭芭拉在其著作《光之手》提到七層能量光，她以七層光來療癒個案。她本人可以看到更多層光。）

我想，每個人入門的醫學途徑不同。我對於能量這類切入角度的知識，就可以應用得很快，加上速度、療效上也都有我要的效果，所以我就會一門深入。

當我被催眠、了解到一些現象，知道爲什麼我擁有調氣的能力，或者可以用氣看這麼多人，發現其實都跟自己下的訂單有關係：最初，我就是很喜歡看別人開心滿足的感覺，希望我有治病的能力，於是長時間朝這個目標走，能量很自然就匯聚起來而願望成眞。

當我了解催眠的過程，也開始思考，我怎麼樣可以把它改成我能夠單人操作的狀態，並研究出類似凱西的方式。

爲了保護當事人，以下故事都只節錄重點，過程都省略。

案例一：腫瘤案例，住院，因爲發燒不退，我灌氣處理過後仍然無法緩解，只能一直朝不明熱的治療前進。於是我讓自己進入催眠狀態，跟患者的腫瘤細胞接上線，了解原因，跟腫瘤對話。沒錯，在催眠狀態中，可以跟有靈性的事物對話，了解原因。然後我就調解，送出光和愛，跟它和解，得到的答案是，患者兩天後可以出院。到了第三天，我想，糟糕，沒跟我聯絡，會不會是惡化了？可能單向催眠沒效吧！

於是我就傳訊息給患者，結果得到回覆，前一天下午出院了，但因爲太累了沒跟我說。這讓我超級訝異，有沒有這麼巧，眞的兩天出院？

經歷這個案例後，我又遇到一個我處理不來的案例。

案例二：一位我搞不定的長期胸悶患者，我用盡全力幫她疏通經絡，都可以改善，但撐不久。於是我就進入催眠狀態，去看到底爲什麼。看到一隻小蜜蜂以前被石頭打到腹側，受傷了，於是我就在夢境中幫小蜜蜂治療，結果患者就在我眼前跟我說，一直解不開的那個點解開了（雖然不知道可以撐多久，但可以解到我長期碰不到的點，就覺得很厲害了）。

至於其他連我都覺得神的例子，就不多書寫，留在我自己的紀錄夾中就好。

或許，催眠狀態中看見的現象都不是眞相，但可能是一種能量轉換的形態。而當我們把能量轉換時，現實生活也改變了。

我也了解到爲什麼許多人學不來這個方式，因爲他們喜歡研究物質面看得見的東西，想要一門深入，潛意識遇到這一類就會自然避開，即使學了也無法深入內心，就學不起來。

所以，不是哪一種醫學學問比較高，會調氣依然做不到調頻雷射的效果，會隔空發氣比不上需要急速反應的葉克膜，各有優缺點，所以會有不同的患者族群。

有天晚上，我粗略看了馬王堆出土的道家思想，以及醫術、占星術、防腐技術，當時的人類就懂得用磷火來防止盜墓，還用膠土跟香水做到眞空滅菌，做出一件四十九公克的內衣。

這讓我感覺到，不只是現代有很多的入門途徑，古代也有很多學問值得學習。

果眞是學無止境啊！

七層能量光

有天打坐後，一些過去矛盾的事情，突然懂了。

人有好幾種能量狀態跟心理狀態，每個人本來就都是這樣，包含有生命的各種生物亦然。你所要做的，就是讓它**流動**。

比如我昨天感冒了，在七層能量光當中，傷到的是第三層，就是意識的能量層。為什麼會受傷呢？是因為企圖想要維持高能量或解決一些事情，所以形成了一個固定的自我。成形了，就變成了這一層能量圈的我執。

所以傳統的聚集丹田或其他方法，或者致富的方式，如果只在單一層面改變或聚集，就會變成能量當中的卡點。

從新的角度來看，萬法自性俱足，或者一切有為法如夢幻泡影，其實是在說，**你的能量圈原本就是很自然自在地流動**，但因為你在不同層次上的執著，意圖擴展或讓它堅固，而讓原本的清淨流動成立一個具體的形態，導致你的能量圈被綁住了，無法看到原本的清澈。

這個能量圈的自由，我覺得用空性來比喻也很適當。不是修出來，也不是證明出來的，非修非證，它就是一種天性的狀態。

所以從能量圈的角度來看，你的心理狀態當中，沒有誰在輪迴，只有身體受限制，都是因為其中一個圈圈框住了，導致你不自由、不自在。

擁抱三個敵人進階版：昇華自己

我在練習「擁抱三個敵人」時，很多事情又解開了。感覺就像一個空間爆炸了，我可以看見這個空間更深層的排列與啓示，全身像解脫了一般輕鬆。原來，要救世界不需要做任何事，你只需要好好地昇華自己，就足夠了，不用費任何力氣。

我在《養氣》中寫過「擁抱三個敵人」，也在腦海中練習這個方法的步驟：

首先，針對原來很討厭的人，在腦海中練習擁抱對方，等於跟對方和解了！這跟催眠很像。

在和解之後，我才能眞正靜下心去感受，當初他對我這樣做，眞正的用意以及他想表達的是什麼。也許他內心是很愛我的，也許他心裡是想要幫助誰之類的。這樣，我才能眞正看清楚對方的動機。

雖然說，他的行爲對我是不友善的，但我能看到他背後的動機。

而什麼叫作「空間爆炸」呢？

當我在腦海中練習擁抱對方的時候，其實我就釋懷了！釋懷之後，我的能量自然就拉高，一拉高，能量與能量之間就有了空間，有點像穴道膨脹一樣，當下就會覺得，哇，我的能量場又打開了，就可以有不一樣的領域了！這就叫作空間爆炸。

眞的不用做任何事情，只要昇華自己就足夠了！

我在第一本書中寫到，年輕時曾經想跟地藏王菩薩一樣「地獄不空，誓不成佛」；而當腦波開了之後，我會覺得一切都是老天爺安排的遊戲規則，其實我根本不需要救任何人，這是上天刻意安排一個類似救世主的我，來表演這場戲。

如果上面願意，其實只要一個指令，全部的人都可以是救世主！大家的腦波說不定也就可以打開，便沒有任何一個障礙、全部都歸零，瞬間就可以做到！更沒有所謂的因果業障，因爲大家都是在演戲。

這種情況有點像是，有人設計了一個遊戲規則讓大家跳下去玩，由於這是個封閉式的系統，所以所有業力都在這裡面。而把電源線拆掉時，所有的人就都會醒過來，就跟我現在的狀態一樣。醒過來後，腦波開，就能了解前因後果。

業力，也是一種慣性。在遊戲裡就是會有慣性、有記憶，然後這些東西會跟著你，這也是遊戲規則之一；一旦停電，這些東西就會全部都打開。但是，沒有在遊戲裡面，你就感受不到七情六欲，你會是超然的能量體存在，充滿創新跟喜悅，沒有任何情緒、沒有鬥爭。

這就是我現在的狀況，**在遊戲之外**。若是有人來紛擾我，我也可以很快就解開。

高醫師養心教室

瞬間輕鬆的關鍵：問自己兩個問題

走到現在，我覺得，人身上所有的重擔都來自心理上的**想法**。這也是為什麼有人說，有些醫生只是很會講笑話或給人舒服的感覺，就有很多患者，醫術好的反而沒人。

心頭掛念著經濟、婚姻或同伴相處的問題，形成思想上的重擔，無形的卻比有形的負擔還重，只是多數人看不見這一點，一直在有形上下工夫。所以重擔一直都在，越做越重。

我也是這樣，一直企圖賺很多錢、推展很多事，把自己折磨了一陣子。

大部分人，只要問自己兩個問題，就會瞬間輕鬆起來。

就是問自己：**「為什麼要這麼努力？」「為什麼放不下？」**

其實，都只是需要一個理由說服自己而已。

這個理由不需要是真實的，只要自己相信跟願意、接納，就可以轉變為輕鬆，就會認為是很有用的。

信佛的人，佛家給你一個理由。

催眠的人，催眠給你一個理由。

看病的人，醫生給你一個理由。

任何角色的治療都會給你一個理由。

當你找到了理由，**與自己的小宇宙和解**，就釋懷了。

〈後記〉 用O的觀點看世界

親愛的讀者朋友，首先，感謝你看到這裡。

如果你問我：寫了兩本書，看了這麼多病人，覺得最重要的兩個建議，會是什麼？

第一個建議絕對是**好好養氣**。

氣足了，很多鳥事都會繞道而過；氣足了，就算有不如意的事，也有足夠的底氣可以面對。

第二個建議是，**盡量從O的觀點來看事情**。（詳請見第66頁）

O的觀點，可說是**腦波全開的前一層**。

由於還是用人類的理智跟大腦知識去分析，所以雖然我們還沒有到達O的境界，卻可以「想像」用O的心態來看所有的事情。

想像久了，練習多次之後就會明白：喔，原來整件事情的來龍去脈是這樣啊！原來對方的情況是這樣！

當理解對方時，自己就會比較開放。

腦波全開則是一種玄妙的感覺，已經沒有界線！

腦波全開就是大家已經全部在一起。既然都在一起，你就**不會有分別心**，呈現出來的就是玄妙的**純能量**。

人在世上，很多都不是因果關係，都是這一世遊戲規則的**設定**。如果能打破這樣的命盤，就代表機緣成熟。

雖然目前我無法確切知道打破命盤的步驟，但可以確定的是，**你要發出願力，告訴自己跟老天爺：「我不想玩這個遊戲了！我想要找到眞正自我的皈依處，找到我人生的主宰！」然後將這個訊號發出去，你就會遇到不少跟我一樣的人。**

現在的我，如果拿命盤給命理師看，會發現完全不準。因爲我的面相、心性改變，個性就改變，運作方式就跟原本的設定不一樣了。

而我現在看到父母，已不再是我的父母，而是以三生命盤爲準。同樣地，我看朋友也不再是朋友，我看到的是前世最原始的關係。

每個人的本源，基本上都很高等，除非是在地球比較晚出生的靈體。而我們的本源也並非來自地球大爆炸之後的猿猴，地球大爆炸對宇宙來講是個小規模。

想像我們所得知的整個宇宙，就像是一個蛋殼，裡面有包括地球、火星、土星、月球等星球，而在「神」的身體裡一共有七個蛋殼（宇宙），我們只是其中一個。

「神」就是一個生命體，一個生命狀態。而在我們生存的這個宇宙裡，也有很多的神，像是玉皇大帝、觀世音菩薩等。

人類在地球上，依照著人間遊戲規則而活。例如遇到法律問題，你發願：我不要在這一個遊戲，不要在這個人生藍圖裡玩！其實也可以。

若是你覺得自己目前眞的很不順，那麼，當你的正能量提高時，就可以用累積的評分（例如做好事得好報）積點，來更換遊戲規則！

但是請注意，這都還是在遊戲規則內。

那麼，究竟要怎麼離開遊戲呢？

我的經驗是透過修行或催眠，直接達到本源，從本源往下看。

等於說，**你處於「其他」的狀態**，當你看問題時（如法律問題），就可以領悟到，這個過程是一個遊戲規則，**可由智慧去轉化！遊戲規則不能說破壞就破壞！**就好像殺了人卻說自己沒罪，這可不是說了就算的。在遊戲規則體制內，還是要照做。

當你被一個遊戲規則框住，無法轉化，就只能聽天由命。

但是如果知道如何轉化，自然就會做合和的事情。

緣分，是遊戲規則的一種；和能量相近的人一起，有部分也是緣分，但經常是隨機的。我們這一世可能會遇到前世遇過的人，也會遇到新認識的人，這就是隨機；但若要都遇到同樣的人也可以，就是回歸到最原始的狀態，就會都遇見同樣的人。

我們的本源雖然是同一個，卻有不同的能量結構，所以才會有這麼多種不同狀態、個性的人。

有一個很紅的理論「薛丁格的貓」是這樣的：在某個狀態下，沒有辦法捉摸它是什麼，它不是說一就是一、說二就是二，**全都在其中了**，都是在大能量框裡面的。本源的狀態就是這樣。

所以，你可以說這宇宙是我創造的，也可以說我沒有創造。在**什麼都是本源**的狀態下，我說我思，和你的認可與否，都跟我無關。當我從這個角度思考，**這個宇宙就是我設計的，別人在我的遊樂場裡生活**。

我可以覺得自己很高等，也可以不覺得我高等。**因爲在腦波全開的狀態下，高低等沒有差別，只是早出現跟晚出現而已**。

而這個早跟晚，也不是實際上的早跟晚，就只是這個狀態裡的早跟晚而已。

最後祝福大家：養氣幸福，養心至福。

Eurasian Publishing Group
圓神出版事業機構
用心與你對話．視野無限寬廣
方智出版社
Fine Press
www.booklife.com.tw
reader@mail.eurasian.com.tw
方智好讀 136

養心：《養氣》進階版．提升能量的修心三法

作　　者／高堯楷
出版經紀／廖翊君
內頁插圖／廖淇渝
發 行 人／簡志忠
出 版 者／方智出版社股份有限公司
地　　址／臺北市南京東路四段50號6樓之1
電　　話／（02）2579-6600．2579-8800．2570-3939
傳　　真／（02）2579-0338．2577-3220．2570-3636
總 編 輯／陳秋月
副總編輯／賴良珠
主　　編／黃淑雲
專案企畫／賴真真
責任編輯／溫芳蘭
校　　對／黃淑雲．溫芳蘭
美術編輯／林韋伶
行銷企畫／陳禹伶．鄭曉薇
印務統籌／劉鳳剛．高榮祥
監　　印／高榮祥
排　　版／杜易蓉
經 銷 商／叩應股份有限公司
郵撥帳號／18707239
法律顧問／圓神出版事業機構法律顧問　蕭雄淋律師
印　　刷／祥峰印刷廠
2021年4月　初版
2024年3月　12刷

定價360元　　ISBN 978-986-175-587-8

練氣功，是爲了讓自己及接近我們的人更幸福。

——《養氣》

◆ **很喜歡這本書，很想要分享**

圓神書活網線上提供團購優惠，
或洽讀者服務部 02-2579-6600。

◆ **美好生活的提案家，期待為您服務**

圓神書活網 www.Booklife.com.tw
非會員歡迎體驗優惠，會員獨享累計福利！

國家圖書館出版品預行編目資料

養心：《養氣》進階版 ‧ 提升能量的修心三法／高堯楷 著；
-- 初版 . -- 臺北市：方智出版社股份有限公司，2021.04
224面；14.8×20.8公分 --（方智好讀；136）

ISBN 978-986-175-587-8（平裝）

1. 氣功　2. 養生

413.94　　110002606